河南省卫生健康委员会立项资助项目

治未病
健康在细节里

总主编　郑玉玲

防患于未然的点点滴滴

主编　王祥麒
主审　段振离

U0336462

河南科学技术出版社
·郑州·

图书在版编目（CIP）数据

治未病. 健康在细节里：防患于未然的点点滴滴/郑玉玲总主编；王祥麒主编. —郑州：河南科学技术出版社，2020.6（2023.3重印）
ISBN 978-7-5349-9726-6

Ⅰ.①治… Ⅱ.①郑… ②王… Ⅲ.①疾病-防治 Ⅳ.①R4

中国版本图书馆 CIP 数据核字（2019）第 237758 号

出版发行：河南科学技术出版社
　　　　　地址：郑州市郑东新区祥盛街 27 号　　　邮编：450016
　　　　　电话：0371-65737028　65788628
　　　　　网址：www.hnstp.cn
策划编辑：马艳茹　高　杨
责任编辑：李　林
责任校对：丁秀荣
整体设计：张　伟
责任印制：朱　飞
印　　刷：三河市同力彩印有限公司
经　　销：全国新华书店
开　　本：720 mm×1020 mm　　1/16　　印张：14.75　　字数：202 千字
版　　次：2023 年 3 月第 3 次印刷
定　　价：158.00 元

丛书总编委会名单

本书编委名单

主　　编	王祥麒
副 主 编	姬卫国　李艳艳　李薇薇　张腾飞
编　　委	王祥麒　姬卫国　李艳艳　李薇薇
	张腾飞

　　奋力于抢救江河决堤洪水泛滥，不如勤谨于修补蚁穴初起。此理世人皆知，然于杜疾防病之事，人常有"不识庐山真面目，只缘身在此山中"之惑，诚如医圣仲景之感叹：人们"孜孜汲汲……卒然遭邪风之气，婴非常之疾，患及祸至，而方震栗……赍百年之寿命，持至贵之重器，委付凡医，恣其所措，咄嗟呜呼"。岐黄之术，救病治疾，疗效神奇，代有名医，人们更赞扁鹊望齐侯之色，述治病当于未入骨髓之理，叹惜仲宣未听仲景之劝，二十年后眉落命亡之验。然人们多不知扁鹊有其术远不如两位兄长之吐言，仲景推崇上工之真谛。

　　自古以来，医学所追境界，非待病成而方努力救治，更非值此之际图财谋利，而是致力于防治疾患于未起，或积极治疗疾患于萌芽早期，使黎元苍生皆登仁寿之域，彰显"医者，仁术也"！故中华人民共和国成立初期，就有"防重于治"的医疗方针。祖国医学奠基之作《黄帝内经》力倡"治未病"，详述治未病之法，深论治未病之理，钩玄治未病之要，垂范治未病之则，提出了医工有"上工""中工""下工"之分。《素问·四气调神大论篇》云："是故圣人不治已病治未病，不治已乱治未乱，此之谓也。"《难经》一书，专设一章，举例而论治未病的具体运用。医圣仲景深谙岐黄之旨，深感治未病之法于内伤杂病尤为重要，故在论杂病之前，对"治未病""上工"更是建言显白，临证指归明确。治未病，仁心仁术，昭然岐黄，是名医大家之追求，为百姓群众所赞扬。治未病，代有名医，弘扬光大，迫至金元，丹溪心法，专论一篇，蔚然华章。

现代社会人们的生活节奏快、压力大，亚健康问题时有发生，亚健康越来越受到人们的关注，祖国医学治未病思想的价值也被越来越多的人所认识。故当今讲健康，谈治未病者日渐增多，有关媒体报道、书籍亦接踵而来。大浪淘沙，难免泥沙俱下，鱼龙混杂，甚至有怀图财之心者，趁此谋利，不仅未使亚健康者受益，而且玷污了祖国医学治未病的思想。

河南是黄帝的故里、医圣仲景的家乡、华夏文明的发祥地，根植于华夏文化的岐黄之术在中原大地源远流长，底蕴深厚，名医辈出，治未病思想深入人心。在河南省中医管理局、河南省中医药学会的指导下，由河南中医药大学原校长郑玉玲教授组织河南中医药大学及其附属医院和河南省中医药研究院的有关专家，以高度的责任心和历史使命感，组织编写了"中医治未病指导丛书"。该套书对不同年龄人群分册而论，另设特殊人群的未病防治，使得各类人群都能从本套书中获得对自身生理病理的认识，从而增强健康意识，获得科学、有效、实用的养生方法。

全套书科学实用、通俗易懂、条理清晰、简明扼要，各层次的人员都能看懂、学会、掌握、应用养生和常见病防治之法，使人们对治未病有法可循。此书付梓之际，欣然为序。

张 磊

2019 年 8 月 16 日

（张磊，国家第三批国医大师，时年 91 岁）

序二

欣闻在河南省中医管理局、河南省中医药学会的指导下，河南中医药大学及其附属医院、河南省中医药研究院共同组织国医大师、全国中医名师、河南省知名中医专家，历时 5 年编纂的"中医治未病指导丛书"即将付梓，甚是喜悦。本人从事中医药工作 60 余载，发现我国疾病谱近年来发生了巨大的变化，糖尿病、心脑血管疾病、恶性肿瘤等慢性疾病的发病率快速上升，心脑血管疾病已不再是老年人的专利，30 岁左右发生心肌梗死、脑梗死和脑出血的患者越来越多。全球每年约有 1 600 万人死于心脑血管疾病，其中约有 50% 死于急性心肌梗死。

健康问题已经成为关系每个人切身利益及千家万户安康幸福的重大民生问题。所以，中共中央、国务院发布了《"健康中国 2030"规划纲要》，将推进"健康中国"建设提到前所未有的高度。2019 年 7 月 9 日，国务院办公厅又专门成立健康中国行动推进委员会，负责统筹推进《健康中国行动（2019—2030 年）》组织实施、监测和考核相关工作。《健康中国行动（2019—2030 年）》正是围绕疾病预防和健康促进两大核心，提出将开展 15 个重大专项行动，促进从"以治病为中心"向"以人民健康为中心"转变，努力使群众不生病、少生病。

中医提倡"治未病"，包括"未病先防""既病防变""瘥后防复"三个方面，倡导早期干预、截断病势，在养生、保健、治疗、康复等方面采用早期干预的理念与方法，可以有效地维护健康、防病治病。尤其在防治慢性病方面，中医药有着独特的优势。控制慢性病的关键在于防危险因素、防发病、防严重疾病事件、防疾病事件严重后果、防疾病事件后复发。因此，早诊早治至关重要。

婴幼儿、妇女、老年人有独特的生理特征，更是疾病易发人群，对健康保健有特殊的需求，中医药在保障老弱妇孺人群健康方面同样具有优势。本丛书从孕前期、孕期，到婴幼儿、少年儿童、青少年、中老年等都有详细的未病防治方法介绍，挖掘整理了中医药在孕产保健、儿童健康维护、老年人健康养老等方面的知识和经验，形成了针对婴幼儿、妇女、老年人疾病的中医药特色调治措施，非常难能可贵。

在此，我也呼吁人人成为改变不健康生活方式的"第一责任人"，要迈开腿、管住嘴、多运动。相信通过对本丛书的学习，您一定能有所受益，学会用更多的中医药知识来防治常见疾病。

赵步长

2019 年 8 月 29 日

（赵步长，中国中西医结合学会脑心同治专业委员会主任委员）

随着世界医学由生物医学模式向生物—心理—社会医学模式的转变，对疾病状态干预的重心已经逐渐向"预防疾病，促进健康"转移，中医学"未病先防""三因制宜"的中医个性化治疗与辨证用药模式，对亚健康状态的调养表现出了得天独厚的优势和特色。近些年随着生活水平的提高，人们对保健养生知识的需求也日趋强烈，鉴于此，身为医学教育和临床工作者，我们有责任、有义务向广大群众普及医学知识，使之真正起到帮助人们养生保健、预防疾病的作用。

本丛书是在河南省中医管理局、河南省中医药学会的指导下，由河南中医药大学及其附属医院、河南省中医药研究院的医学教授和专家编写而成的。国医大师李振华教授、张磊教授，著名中医药企业家赵步长教授，全国著名中医专家李发枝教授为本丛书的顾问；全国名老中医专家毛德西教授、邱保国教授、段振离教授为本丛书的主审。每分册的主编均具有教授或主任医师的职称，每分册的参编人员均为长期从事中医学教育和临床工作的专业人士。

我们在编写本丛书过程中，遵照"立足科普、面向大众"的原则，力争为广大人民群众编写高水平、高质量的科普健康丛书，满足民众对人体生理病理、亚健康状态、中医养生和疾病预防等知识的需求，旨在提高人民群众的健康认知水平、提高自我保健意识和能力。

本丛书共分为七册。各分册从生理病理特点、体质辨识和疾病预测、常见亚健康状态认识和干预、常见疾病的防治、中医养生调养等方面入手，全面介绍中西医对人体的认识和健康养护，突出中医治未病思想，提出中医治未病方案，使各年龄阶段人群及特殊人群都能通过阅读本丛书提高对自身生理病理的认识，增强健康意识，改变不良生活习惯，获得科学、有效、实用的养生方法。但需要特别提醒的是：书中涉及的药物及治疗方法，请在医生指导下使用。

本丛书的编写得到了河南省卫生健康委员会、河南科学技术出版社、河南省中医药学会、河南中医药大学、河南省中医药研究院、步长集团及各界人士的支持和帮助，在此一并致以诚挚的谢意。

郑玉玲

2019 年 8 月 26 日

目 录

第一章 中医对环境致病的认识

第二章 常见致病因素

第三章 日常生活中的防护

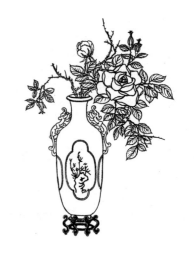

总论

第一节

"治未病"是中医的重要特色

早在《黄帝内经》就有"治未病"的预防思想。《素问·四气调神大论篇》指出："是故圣人不治已病治未病，不治已乱治未乱，此之谓也。夫病已成而后药之，乱已成而后治之，譬犹渴而穿井，斗而铸锥，不亦晚乎。"这里所谓"治未病"，是指人在未病时，也应保持健康的理念，不忘治理、调理身体。《素问·刺热篇》说："病虽未发，见赤色者刺之，名曰治未病。"此处所谓"未发"，实际上是已经有先兆小疾存在，即疾病时期症状较少且又较轻的阶段，类似于唐代孙思邈所说的"欲病"，在这种情况下，及时发现，对早期诊断和治疗无疑起着决定性作用。《灵枢·逆顺》篇中谓："上工刺其未生者也；其次，刺其未盛者也……上工治未病，不治已病，此之谓也。"书中均强调在疾病发作之先，把握时机，予以治疗，从而达到"治未病"的目的。这为后世医家对中医预防理论研究奠定了基础。《难经·七十七难》就治未病的"既病防传变"内涵做了明确的举例论述："经言上工治未病，中工治已病者，何谓也？然：所谓治未病者，见肝之病，则知肝当传之与脾，故先实其脾气，无令得受肝之邪，故曰治未病焉。中工治已病者，见肝之病，不晓相传，但一心治肝，故曰治已病也。"后代医家孙思邈等对治未病有很好的体悟、发挥，如《备急千金要方·论诊候》提出："古之善为医者……又曰上医医未病之病，中医医欲病之病，下医医已病之病。"将疾病分为未病、欲病、已病三类，这是中医学最早的三级预防概念，亦与现代预防医学的三级预防思想甚为相合。金元四大家之一朱丹溪更是充分发挥"与其救疗于有疾之后，不若摄养于无疾之先。盖疾成而后药者，徒劳而已。是故已病而不治，所以为医家之法；未病而先治，所以明摄生之理。夫如是则思患而预防之者，何患之有哉？此圣人不治已病治未病之意也"（《丹溪心法·不治已病治未病》）。

自从现代医学提出了"亚健康"的概念，人们逐渐认识到了"治未病"的价值，世界卫生组织（WHO）在《迎接21世纪的挑战》报告中指出：21世纪的医学将从"疾病医学"向"健康医学"发展；从重治疗向重预防发展；从针对病源的对抗治疗向整体治疗发展；从重视对病灶的改善向重视人体生态环境的改善发展；从群体治疗向个体治疗的发展；从强调医生作用向重视患者的自我保健作用发展。现代医家将治未病与现代一些术语、概念结合起来，更明晰、详细地阐述了治未病在生活、健康中的有关内容及意义，如祝恒琛主编的《未病学》，王琦主编的《中医治未病解读》，龚婕宁、宋为民主编的《新编未病学》等著作都从各方面对治未病进行了阐发，更彰显了治未病的意义。

全国中医药行业高等教育"十三五"规划教材《中医基础理论》专列一节对"治未病"进行了论述。书中写道，"治未病"包括三方面内容：一是未病先防；二是防止传变；三是愈后防复。对每一方面内容又进行了较为细致的说明，使大家认识到中医学的治未病思想含有现代预防医学的三级预防思想，体现了治未病学术思想的意义。

第二节

人体的九种体质

中医强调"因人制宜"，为了更有针对性地"治未病"，需要对每个人的身体基本状况有所了解。体质差异、个体体质的形成在很大程度上是由遗传所决定的，不同个体的体质特征分别具有各自不同的遗传背景，这种由遗传背景所决定的体质差异，是维持个体体质特征相对稳定性的一个重要条件。体质形成的先天因素包括先天之精（含有遗传基因）的遗传性和胎儿在母体内孕育情况等因素。明确体质状态，是为了尽可能将遗传因素的影响及在母体内生长发育过程中受到的不良影响降至最小，把"治未病"提到生命前期。

体质现象是人类生命活动的重要表现形式，其在生理上表现为功能、代谢及对外界刺激的反应等方面的个体差异；在病理上表现为对某些病因和疾病的易感性，产生病变的类型，以及在疾病传变转归中的某种倾向性，因而又有生理体质和病理体质之分。每个人都有自己的体质特点，中医学中将形神统一作为健康的标准，也将形神统一作为理想体质的标志。也就是说，理想体质是人体在充分发挥遗传潜质的基础上，经过后天的积极培育，使机体的形态结构、生理功能、心理状态，以及对内外环境的适应能力等各方面得到全面发展，所处于的相对良好的状态。

中医体质学在中医学科体系中具有十分重要的地位。中医体质学就是以中医理论为指导，研究人类各种体质特征和体质类型的生理、病理特点，并以此分析疾病的反应状态、病变的性质及发展趋向，从而指导疾病预防、治疗及养生、康复的一门学科。随着生命科学的发展，现代医学模式已从生物医学模式转变为生物—心理—社会医学模式，标志着人类对个体的研究已进入一个新的时代。

中国工程院院士、国医大师、北京中医药大学教授王琦20世纪70年代开始提出"中医体质学说"这一概念，并进行了深入研究，将中医体质理论从中医基础理论中分化出来，形成了中医体质学理论体系，将人体体质分为下面九种。

一、 平和体质

该体质以体态适中、面色红润、精力充沛、脏腑强健壮实为主要特征，又称为"平和质"。平和体质所占人群比例约为32.75%，也就是1/3左右。男性多于女性，年龄越大，平和体质的人越少。

形体特征：体形匀称、健壮。

心理特征：性格随和开朗。

常见表现：面色、肤色润泽，头发稠密有光泽，目光有神，鼻色明润，嗅觉通利，味觉正常，唇色红润，精力充沛，不易疲劳，耐受寒热，睡眠安和，胃口良好，二便正常，舌色淡红，苔薄白，脉和有神。对自然环境和社会环境适应能力较强。

发病倾向：平时较少生病。

二、 阳虚体质

该体质特征和寒性体质接近，阳气不足，有寒象。

形体特征：面色㿠白，形体白胖。

心理特征：内向沉静，精神不振。

常见表现：疲倦怕冷，唇色苍白，少气懒言，嗜睡乏力，男子遗精，女子白带清稀，易腹泻，排尿次数频繁，性欲衰退。阳虚体质的人平素畏冷，手足不温，易出汗；喜热饮食，精神不振，睡眠偏多。

发病倾向：肥胖、痹证、骨质疏松、痰饮、肿胀、泄泻、阳痿、惊悸等。

三、 阴虚体质

该体质者阴血不足，有虚热或干燥之象。

形体特征：体形瘦长。

心理特征：多性情急躁，外向好动，活泼。

常见表现：主要是手足心热，易口燥咽干，口渴，喜冷饮，大便干燥，或见面色潮红，两目干涩，视物模糊，皮肤偏干，眩晕耳鸣，睡眠差，不耐热邪，耐冬不耐夏，不耐受燥邪。

发病倾向：结核病、失眠、肿瘤、咳嗽、糖尿病、内伤发热等。

四、 气虚体质

人体由于元气不足引起的一系列病理变化，称为气虚。所谓气，是人体最基本的物质，由肾中的精气、脾胃吸收运化水谷之气和肺吸入的清气等结合而成。气虚体质是以元气不足，气息低弱，机体脏腑功能状态低下为主要特征的一种体质状态。

形体特征：形体消瘦或偏胖。

心理特征：性格内向不稳，喜欢安静，不喜欢冒险。

常见表现：体倦乏力，面色苍白，语声低怯，常自汗出，且动则尤甚，心悸食少，舌淡苔白，脉虚弱，气短，懒言，咳喘无力；或食少腹胀、大便溏泄；或脱肛、子宫脱垂；或心悸怔忡、精神疲惫；或腰膝酸软、小便频多，男子滑精早泄、女子白带清稀。

发病倾向：肥胖症、内脏下垂、排泄不适度、慢性支气管炎、慢性盆腔炎等。

五、 痰湿体质

该体质是目前比较常见的一种体质类型，当人体脏腑、阴阳和气血津液运化失调，易形成痰湿时，便可以认为这种体质状态为痰湿体质，多见于肥胖者或素瘦今肥者。

形体特征：形体肥胖，腹部肥满松软。

心理特征：性格偏温和、稳重，多善于忍耐。

常见表现：面部皮肤油脂较多，多汗且黏，胸闷，痰多，面色淡黄而暗，眼睑微浮，容易困倦，平素舌体胖大，舌苔白腻或甜，身重不爽，喜食肥甘甜黏，大便正常或不实，小便不多或微混。

发病倾向：高血压、糖尿病、肥胖症、高脂血症、哮喘、痛风、冠心病、代谢综合征、脑血管疾病等。

六、 湿热体质

湿热体质是湿热长期蕴结于体内，脏腑经络运行受阻的一种体质状态。

所谓湿，有外湿和内湿的区分。中医认为脾有"运化水湿"的功能，若体虚消化不良或暴饮暴食，吃过多油腻、甜食，则会使脾不能正常运化而致"水湿内停"；且脾虚的人也易招来外湿的入侵，外湿也常因阻脾胃使湿从内生，所以两者是既独立又关联的。

所谓热，则是一种热象。而湿热中的热是与湿同时存在的，或因夏秋季节天热湿重，湿与热合并侵入人体，或因湿久留不除而化热，或因"阳热体质"而使湿"从阳化热"。

形体特征：形体偏胖或消瘦。

心理特征：急躁易怒。

常见表现：肢体沉重，发热多在午后明显，并不因出汗而减轻，皮肤经常出湿疹或疔疱，关节局部肿痛，脘闷腹满，恶心厌食，口苦，口渴，食欲差，或身目发黄，或发热畏寒交替，尿频、尿急，涩少而痛，色黄浊，便溏稀，腹痛腹泻，甚至里急后重，泻下脓血便，肛门灼热。

发病倾向：皮肤病、肝炎、胆结石、尿路感染、盆腔炎、阴道炎、出血、腰背痛等。

七、血瘀体质

该体质主要是血行迟缓不畅，多半是因为长期情志抑郁，或者久居寒冷地区，以及脏腑功能失调所致。

形体特征：形体偏瘦。

心理特征：性格内郁，心情不快易烦，急躁健忘。

常见表现：面色晦暗，皮肤偏暗或色素沉着，有瘀斑，易伴疼痛，口唇暗淡或紫，舌质暗，有瘀斑、瘀点，舌下静脉曲张，脉细涩或结代；眼眶、鼻梁暗黑，易脱发，肌肤发干、脱屑，痛经，经色紫黑、有块。不耐受风邪、寒邪。

发病倾向：高血压、中风、冠心病、痛风、糖尿病、消瘦、痤疮、黄褐斑、肿瘤、月经不调、抑郁症、偏头痛、眩晕、胸痹、癥瘕等。

八、气郁体质

当气不能外达而结聚于内时，便形成"气郁"。中医认为，气郁多由忧郁烦闷、心情不舒畅所致。长期气郁会导致血液循环不畅，严重影响健康。

形体特征：形体消瘦或偏胖，面色苍暗或萎黄。

心理特征：平素性情急躁易怒，易激动；或忧郁寡欢，胸闷不舒。

常见表现：胸胁胀痛或窜痛；乳房及小腹胀痛、月经不调、痛经；咽中梗阻，如有异物；或颈项瘿瘤；胃脘胀痛、泛吐酸水、呃逆嗳气；腹痛肠鸣，大便泄利不爽；头痛眩晕。

发病倾向：抑郁症、失眠、偏头痛、胸痛、肋间神经痛、慢性咽喉炎、慢性结肠炎、慢性胆囊炎、肝炎、经前期紧张综合征、乳腺增生、月经不调、痛经等。

九、 特禀体质

该体质是由于先天禀赋不足和禀赋遗传等因素造成的一种特殊体质，包括先天性、遗传性的生理缺陷与疾病，以及过敏反应等。

形体特征：无特殊，或有畸形，或有先天生理缺陷。

心理特征：因禀质特异情况而不同。

常见表现：容易过敏。患遗传性疾病者，有垂直遗传、先天性、家族性特征；患胎传性疾病者，有母体影响胎儿个体生长发育的特征。适应能力差，如过敏体质者对季节变化适应能力差，易引发宿疾。

发病倾向：过敏体质者易对药物过敏，易患花粉症；遗传疾病，如血友病、先天愚型及中医所称"五迟""五软""解颅"等；胎传疾病，如胎寒、胎热、胎惊、胎肥、胎痫、胎弱等。

了解体质可使我们在治未病中更具有针对性、可操作性，使治未病这一理论显得更有意义。

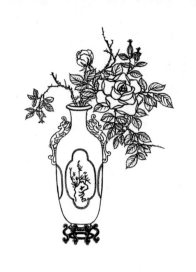

第一章

中医对环境致病的认识

　　《素问·宝命全形论》曰，人以天地之气生，四时之法成。人产生于自然，自然环境存在着人类赖以生存的必要条件，中医强调人类与自然界的整体和谐，人类只有遵循自然界气候变化的客观规律，主动地去适应自然环境的变化，才能得以生存。如果自然界的剧烈变化超过了人体的适应能力，或由于人自身调节功能失常不能适应自然界的变化，人与自然失去了协调平衡，就会导致疾病的发生。因此，中医历来重视人与自然环境的关系，关注季节气候、昼夜晨昏、地理环境对人类健康与疾病的影响。在"天人合一"理念的指导下，中医认为人体是一个有机的整体，人与环境存在着密不可分的"天然"联系，强调人体自身和人与环境的统一和谐。注重从整体、从自然界的变化过程中来探讨正常的生命活动和疾病发生、发展、演变规律，既重视各脏腑组织器官的功能及内在联系，也强调人与自然界的协调统一。同时在"气一元论"古代哲学观点影响下，认为气是构成天地万物的本原物质，运动是气的存在形式和固有属性，宇宙是一个万物相通的有机整体，宇宙中发生的一切变化和过程，都是气运动的结果。人类作为宇宙万物之一，气是构成人体和维持人体生命活动的最基本物质。故生命也是一个不断运动的过程，人体是一个形气转化运动和能量代谢平衡的机体，维持着动静和谐的状态。人与自然有着统一的本原和属性。

毒邪致病论是中医学重要的病因病机理论，近年随着对毒邪与疾病发病关系认识的不断深入，更加引起重视。毒邪的概念在中医学中渊源久远，涉及广泛，又在临床医学发展中不断被赋予新义。外来之毒邪简称外毒，是来源于人体之外的自然界产生的有害于人体健康，破坏正常生理功能，导致或促进疾病发生的物质。结合现代医学的认识，外毒包括化学致病物、物理致病物、生物致病物等。化学致病物包括药毒、毒品、各种污染、秽毒等。物理致病物包括跌仆损伤等意外伤害，水、火、雷、电等自然灾害，气候、气温变化，噪声、电磁波、超声波、射线辐射对人体的干扰等。其中气候变化也是引起疾病发生的因素之一。人体功能受四季气候影响，而外毒滋生、繁殖及其毒力的强弱也随着四季气候变化而变化。气候变化是毒邪、疫疠之毒产生和传播的重要条件。温病毒邪、疫疠之毒的滋生和繁殖受风、寒、暑、湿、燥、火六气变化的制约。没有六气，就没有外毒的生成，《素问·至真要大论》曰，夫百病之生也，皆生于风寒暑湿燥火，以之化之变也。生物致病物包括温病毒邪、疫疠之毒、虫兽毒等。

一、　毒邪致病特点

毒邪致病，由于来源、产生条件、兼挟诸邪及从化不同，或是毒力大小、损害部位不同，临床表现可多种多样。外感毒邪常具有一定的传染性，而内生毒邪一般则无。但不论外感内生，毒邪致病均具备许多共同的且主要的临床特征。因为同为毒邪必有内在的、共同的病理基础。

1. 猛烈性　来势猛，起病急，性酷烈，病危重。毒邪致病，多传变迅速，变化多端，表现重笃，极易致死。或因毒致热，高热不解，神昏谵语；或邪毒内陷，耗气伤阴，突发厥脱；或毒入心营，损伤心体，心神动摇；或毒入肝经，邪盛动风，抽搐拘挛；或毒伤血脉，耗血动血，凝血败血。

2. 火热性　毒邪致病多呈火热证候。毒犯机体，正气奋起抗毒，正邪相搏，化火生热。亦可因六淫之邪外袭入内，郁久不解，变生热毒。常致高热烦渴、咽喉痛、动血吐衄、红肿发斑、疮疡痈疽等病症。

3. 传染性　许多毒邪所致疾病具有传染性，尤以疫毒为甚。《温疫论·原病》指出，此气之来，无论老少强弱，触之者即病。例如，疫疬毒邪所致的疫疹，时行疫疬所致的霍乱等。

4. 特异性　有的毒邪致病后临床表现具有特异性，出现特定的证候表现，即感受某种毒邪后，其病变部位、病程经过、临床表现，在不同的患者表现相类同，如烂喉痧、麻疹等。

5. 顽固性　毒邪致病，耗气劫阴，瘀血凝痰，损伤脏腑，久滞入络，形成邪盛正衰之势，不易速解。毒邪在体内顽固不化，可致病情迁延日久，缠绵难愈，如肺痨、恶疮之类。起病急骤、重笃、善变，此为毒邪致病共有的发病及演变特点。毒性暴戾猛烈，毒邪致病常迅速起病，来势凶猛，极易内攻脏腑，病情危重，变化多端。

二、 防治毒邪的方法

防治毒邪可概括为治毒与扶正两个方面。应治毒以解决主要矛盾。外毒以避之、解之为主，使正气免遭损伤，增强或调节机体清除毒邪的能力，以达到祛除毒因，治愈毒病，"五脏元真通畅，人即安和"的目的。具体避毒、解毒、扶正方法，将在后续章节详述。

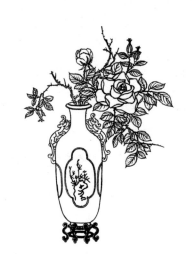

第二章

常见致病因素

第一节

化学性致病因素

一、 生活中的化学污染

随着生活水平的提高，人们越来越追求健康、高品位的生活，化学与生活的联系也日趋密切。只要你留心观察、用心思考，就会发现生活中的化学知识到处可见。人类的生活离不开衣、食、住、行，而衣、食、住、行又离不开物质。在这些物质中，有的是天然存在的，如我们喝的水、呼吸的空气；有的是由天然物质加工而成的，如我们吃的酱油、喝的酒，是由粮食加工和经过化学处理得到的；更多的物质不是天然生成的，而是用化学方法由人工合成的，如化肥、农药、塑料、合成橡胶、合成纤维等，它们形形色色、无所不在，使人类社会的物质生活更加丰富多彩。放眼周围，在厨房、餐桌、农田、厂矿，我们都会看到各种各样的化学变化、五光十色的化学现象。

然而人们在享受了化学科技给生活带来便利的同时，也面临着化学品的潜在危害。专家警告，科技高速发展的今天，污染的范围和程度都比我们想象的要严重。近年来，随着化学污染的报道不断袭来，很多人才知道，原来他们用了许多年甚至一辈子的物品，以及一些经常吃的食物竟能隐藏那么多问题。相应的，许多为常人所不知的化学物质名称，也慢慢地进入了人们认知范围。之所以关注这些化学名称，是因为它们通过成品，与人们的现实生活日渐零距离，也因为来自权威机构、权威人士的反复警告。这种动辄"致癌"的危险警告，越来越引起公众的注意。

据了解，全球已合成各种化学物质1 000万种，每年新登记注册投放市场的约1 000种。我国能合成的化学品有3.7万种。这些化学品在推动社会进步、提高生产力、消灭虫害、减少疾病、方便人民生活方面发挥了巨大作用，但在生产、运输、使用、废弃过程中不免进入环境而引起污染。

生活中的化学污染主要有以下几类。

1. **空气污染** 如工厂排放的浓烟；汽车、飞机、火车、轮船等交通工具排放的大量有害气体和粉尘；燃烧含硫的燃料；焚烧生活垃圾、树叶、废旧塑料；焚烧工业废弃物；垃圾腐烂释放出的有害气体；工厂泄漏的有毒气体；路面扬尘等。

2. **水源土壤污染** 石油炼制，工业废水，生活污水，电池降解中的重金属离子，使用过农药、化肥的农田排水，降雨淋洗大气污染物和地面固体垃圾等。

3. **家居中的化学污染** 如做饭时厨房的烟气；居室装修材料缓慢释放出的有毒气体；复印机、电视机等电器产生的有害气体；垃圾的腐烂释放出的有害气体等。

4. **霉变食品污染、不良生活习惯中的污染** 如进食过期发霉食物、嗜食烟酒。

二、 常见化学污染与人体健康

（一） 食品化学性污染

1. **农药和化肥污染** 多年来，农药和化肥对农业的发展、增产发挥了重要的作用，目前使用更加广泛。但作为农药的除草剂、杀虫剂等都是有毒物质。人们长期食用喷洒过该类农药的粮食、水果、蔬菜，农药在人体中日积月累，人体中的有害有机物含量会越来越高，这到一定程度就会发生中毒。如早期使用的有机氯农药滴滴涕（DDT）、六六六等，化学性质非常稳定,在生物体内不易分解。现在应用最广、品种最多的有机磷农药,会抑制人体内的胆碱酯酶蓄积,导致神经功能紊乱。名目繁多的新型杀虫剂不仅本身毒性强,部分还会产生致畸、致癌作用。所以应积极研制和生产低毒高效农药,大力提倡生物防治,保护益鸟、益虫,做到"以鸟治虫、以虫治虫"。食用水果、蔬菜一定要洗干净,能削皮的最好削皮后再食用。化肥的使用除造成水体的富营养化外,还会使植物(主要是蔬菜)中硝酸盐的含量增加。同样一棵植物长在施了化肥的土壤中,其硝酸盐的含量要比自然条件下多20倍;要是施化肥太多,还可能提高到40倍。人体中摄取的硝酸盐81.5%来自蔬菜,因此硝酸盐的含量是评价蔬菜质量的关键。硝酸盐在胃肠中可还原为亚硝酸盐。如果人体摄取过量的硝酸盐可导致人体活动迟钝,工作能力减退,头晕、昏迷,一次用量过大甚至会导致死亡。近年来环境和食品卫生学在研究环境与消化道癌症病因上,越来越重视强调致癌物质亚硝酸胺及前体硝酸盐与亚硝酸盐对人体健康的影响。所以要正确合理地使用化学肥料,比如可以使用慢放氮肥(一种由防溶化物质包裹着的颗粒,因此无机氮可按所需分量慢慢地在很长一段时间内渗入植物体内)和硝酸菌(能延缓有机氮的分解速度,从而使蔬菜中有害盐含量降至1/2以下),这些氮肥可减少蔬菜中硝酸盐含量。

2. 食品添加剂的污染 现代人的食品要求色、香、味俱佳,作为商品时又过多考虑了保质、仓储和运输要求,因而食品添加剂应运而生,如防腐剂、凝固剂、疏松剂、发色剂、调味剂、香辛剂、发泡剂,还有数以百计的香精、香料等。我国有200多种食品添加剂,约2/3是化学合成品。据世界卫生组织癌症研究合作中心研究所所长称,在约500种有致癌嫌疑的物质中,有1/4左右曾经或正在作为食品添加剂应用。研究表明,有数十种已使用多年的化学合成色素被证实有伤害内脏和致癌作用,已被陆续禁用。食品发色剂亚硝酸盐可使腌肉或灌肠中的颜色和品质保持鲜嫩,但其极易与肉中的胺类物质反应生成强致癌物质——亚硝酸胺,尽管如此，由于亚硝酸盐的独特的发色及防腐作用，至今仍被沿用。香辛剂调味品，可使食品具有刺激性辛味，能增加食欲，如芥末、胡椒、辣椒等，但芥末中的辛辣成分是异硫氰酸烯丙脂（芥子油），其化学结构与毒瓦斯极为相似，长期食用可使动物发生胃肥厚、肝脏损伤等慢性中毒反应。此外，还有上百种食品添加剂，如甜味剂、糖精等，经常食用都会对人体有一定毒副作用。所以，人们要尽量多食用天然绿色食品，以保持健康、长寿。此外，食品在包装、加工、运输等过程中也会造成化学性污染。如食品包装用的塑料、纸张等也会污染食品。用废报纸、旧杂志包装食品，这些纸张中含有的多氯联苯就会通过食物进入人体，从而引起病症。又如在公路上晒稻谷、麦子等，汽车尾气中的铅会沉在稻谷、麦子中，人食用后易发生中毒。如果是柏油马路，在阳光下会挥发出包括强致癌物苯并芘在内的许多有害物质，稻谷、麦子会遭到污染。总之，食品很容易被污染。防止食品污染，要从生产、运输、加工、储藏、销售等各个环节着手，只有这样，才能从根本上解决问题。

（二） 建筑装潢装饰材料污染

各种新型建筑装潢装饰材料进入了现代家庭，成为新的化学污染源。家具、天花板、化纤地毯、墙纸、地板等都含有甲醛。例如，做家具常用的聚合板、刨花压缩板，多以脲甲醛树脂黏合而成，当遇热潮解时，甲醛就会释放到空气中。塑料制品受热潮解时容易发生变性释放出甲醛。各种树脂、油漆、乳胶、涂料、黏合剂等也大量释放出甲醛。甲醛就这样被长期持续缓慢地释放出来。装饰程度较高的居室中甲醛浓度比室外高出几十倍。而甲醛为细胞原浆毒，可经呼吸道、消化道、皮肤吸收，对皮肤有强烈的刺激作用，可引起组织蛋白的凝固坏死，对中枢神经系统有抑制作用。动物实验证明甲醛是致癌物。室内含量达 30 毫克/米^3 时可当即致死。长期吸入甲醛含量为 0.5 毫克/米^3 的空气，可诱发慢性呼吸道疾病并导致失眠、记忆力下降、食欲减退等，严重的致癌。因此，研制新一代环保型装潢装饰材料已经提到议事日程上来。许多建筑材料中含有放射性稀有气体氡，氡是仅次于香烟的第二号致癌物。全球骨髓性白血病患者中，有25%与氡辐射有关。除此之外，胃癌、皮肤癌及儿童发病率较高的某些癌症，都与氡密切相关。因此，应注意严格选用符合国家标准、放射性物质含量低的建筑材料。装修中使用的各种溶剂、黏合剂可造成苯、甲苯、二甲苯、三氯乙烯等挥发性有机物的污染。油漆中用作稀释剂的香蕉水，含苯或甲苯达50%～55%，其毒性作用主要表现在对神经系统的先兴奋后抑制作用，对皮肤黏膜有刺激性。中毒后出现头痛头晕、心动过速，重者出现意识障碍、抽搐，可发生脑水肿、呼吸衰竭甚至死亡。因此，装修要适度，刚装修好的新家不能马上入住。

（三）厨卫污染和吸烟污染

厨房炊事所用各种燃料（煤、石油、液化气、天然气）、木材、纸张等，在供氧充足时完全燃烧和供氧不足下不完全燃烧会产生一氧化碳（CO）、二氧化碳（CO_2）、氮氧化物、颗粒尘、碳氢化合物等大气污染物。一般来说，燃煤污染最重，石油、天然气次之，电炊污染最轻。通风良好时污染较轻，密闭的室内污染较重。其中一氧化碳浓度大时可以被血液中的血红蛋白结合，造成人体缺氧，严重时可导致死亡。碳氢化合物中的多环芳烃化合物，如3，4-苯并芘，是强致癌物。而粒径小的颗粒尘容易通过呼吸道进入人体，对人体造成危害。卫生间、下水道散发的气体中含有硫化氢（H_2S）、甲硫醇、甲硫二醇、乙胺、吲哚等，有毒性，会引起呕吐，降低食欲。空气中H_2S含量为30～40毫克/米^{3}时，即会引起眼睛及呼吸道症状。而若在低浓度下长时间接触，也会发生慢性中毒反应，会头痛、眩晕、记忆力和免疫功能下降。吸烟是室内空气污染的重要来源之一，与肺癌的增长呈正相关。已知烟草和烟雾中含有3 800种成分，其中含尼古丁、多环芳烃、假木贼碱、砷（As）、镍（Ni）及铬（Cr）等致癌物质和CO、氰化氢（HCN）等有害物质多达数百种。纸烟中还含有相当剂量的放射性物质，患肺癌的吸烟者半数是由于放射性物质引起的。长期吸烟者除易患肺癌外，还可引发多种癌症，吸烟者与不吸烟者相比，喉癌发病率增加 4.5 倍、口腔癌发病率增加 4.1 倍、食管癌发病率增加 3.4 倍、膀胱癌发病率增加 1.9 倍,吸烟还使脑血管、心血管病发病率增加。吸烟者的胃溃疡发病率比不吸烟者高 2.8 倍,吸烟影响性功能。总之,吸烟有害健康,被动吸烟者同样受到严重威胁。

(四) 日用化学品污染

家庭中广泛使用着各种日用化学品,许多日用化学品含有毒物质,如各种家用除虫剂、消毒剂、洗涤剂、衣服干洗剂、空气清新剂、家具擦光剂等。这些日用品会散发出有毒气体。一些日用品中含有挥发性溶剂,如汽油,长期使用有诱发心脏病的危险。广泛用作溶剂、灭火剂、干洗剂的四氯化碳(CCl_4),用作去油剂、干洗剂的甲基氯仿(CH_3CCl_3),用作制冷剂、发泡剂的二氟一氯甲烷(CHF_2Cl)等是主要的氯代烃污染源,不过其中用作制冷剂的目前最具发展前景的五氟乙烷(CF_3CHF_2)不含氯,由此而生产出"绿色冰箱"。含有机氯的绝缘品被广泛用于变压器和各种设备中,包括家用电冰箱、洗衣机、电视机、日光灯等。有机氯化合物进入人体后会产生多种危害,首先可对男子的性功能产生破坏作用,使男子的智力、体能下降。而在农药、油漆、油墨、复写纸、黏胶剂等中用作添加剂,在塑料中用作增塑剂的多氯联苯,是毒性极大的有机氯化物,曾经引起过震惊世界的八大公害事件之一——米糠油事件,使受害者达 1 万多人。多氯联苯进入人体可诱导肝癌、腺瘤的发展,并能通过母体转移给胎儿。多氯联苯的生产过程和塑料垃圾的焚烧,均可产生二噁英,该物质在人体内蓄积,会刺激雌激素的分泌,因而导致男性女性化,女性也会引发多种疾病。家用杀虫剂如萘(卫生球的主要成分)若误服、皮肤沾染或高浓度吸入均可损害肝、肾。毒性很高的苯胺有少量用于生产家用化学品、涂料、光漆、染料、除草剂、杀虫剂、杀菌剂。

(五) 化妆品污染

现代女性热衷于美容,形形色色的化妆品涌入家庭。殊不知,化妆品中的色素、香料、表面活性剂、防腐剂、漂白剂、避光剂等都可导致接触性皮炎。例如，香水、防晒剂、染发剂中含的对苯二胺，口红中含的二溴和四溴荧光素都具有变应原性质，可引起皮肤红肿、瘙痒，发生变应性接触性皮炎。胭脂、眉笔的笔芯亦含有变应原，可引起眼睑变应性皮炎。含氢醌的皮肤漂白剂、含巯基醋酸的冷烫剂、含硫化物的脱毛剂及指甲油常可引起刺激性接触性皮炎。使用含雌激素的化妆品，能引起儿童性早熟症状。洗发香波中含的苯酚有毒性，若通过大面积皮肤吸收进入体内，对内脏、肾功能和神经系统有广泛的破坏作用，严重者一小时内可死亡。洗发水中含苯胺类化合物，溅入眼内，两日内眼球表面就出现广泛损伤，并能渗入晶体引起白内障。有些化妆品中含有有毒金属，如祛斑霜中含有汞，国家规定祛斑霜中的含汞量应低于百万分之一，但有些祛斑霜含汞量竟高达2%，长期使用后导致发汞、尿汞含量增高，引起慢性汞中毒。有些化妆品含有四氧化三铅或碱式碳酸铅，进入人体或呼吸道易引起铅中毒。所以，现代女性应崇尚自然美，最好不化妆、不染发，慎用化妆品。其他化学品，如化学合成纤维中的丙烯酸系纤维会发出对人体极为不利的丙烯腈。某些化学药品，也会对人体产生毒副作用。对生活中化学物质的污染我们要有清醒的认识，并且采取有效对策减少污染，以保护人类自己的健康。

三、 环境污染对儿童危害更大

对儿童健康来讲，环境污染主要包括水污染、空气污染、土壤污染和食品污染。儿童作为易感人群，对污染物的反应更为严重。以水污染为例，水传播疾病中死亡率最高的是腹泻。据估计，全球每年有130多万儿童死于腹泻，其中12%是发展中国家5岁以下的儿童。其他具有腹泻相同的传播途径的疾病包括甲型肝炎、戊型肝炎、痢疾、霍乱和伤寒，此外水还可以传播一些其他疾病，如皮肤感染、沙眼和血吸虫病等。世界卫生组织调查指出，人类疾病80%与水有关，特别是水中的许多环境神经毒物（包括铅、汞、农药等）还会引起灾难性神经病，最近人们比较关注儿童慢性低剂量接触铅，这可能引起很微小的，但是持久而不可逆的学习能力缺失和行为障碍。

　　许多患病儿童因为呼吸到空气中的可吸入颗粒物、二氧化硫等而患病，儿童呼吸系统处于发育时期，对室内外空气污染比成人更敏感。据统计，全球每年约有200万5岁以下儿童死于急性呼吸系统感染。

　　关于室内空气污染可能诱发儿童血液性疾病，是目前人们普遍关心的问题。北京儿童医院血液科统计结果表明，该医院接诊的白血病患儿中，有90%的家庭在半年之内曾经进行过装修。专家认为儿童有着不同于成年人的血液学特点，其造血功能不稳定，造血储备能力差，造血器官易受感染，容易发生造血器官营养缺乏情况。因此，专家推测甲醛超标对儿童造血器官的影响可能比成年人更严重。

　　土壤被污染后，农作物从土壤中吸收和积累污染物，再通过食物链进入人体，危害健康。关于食品污染，调查显示，易拉罐装饮料比瓶装饮料铝的含量高出3～6倍。若常饮易拉罐饮料，必然造成铝摄入过多。另外，过量色素和香精进入儿童体内后，可引起食欲下降和消化不良。

　　儿童对环境污染的易感性可归因于以下四个因素。

　　首先，儿童的环境毒物暴露量比成人大。按体重计算，儿童喝的水、吃的食物和呼吸的空气都比成人多。例如，按体重计，出生头6个月的婴儿饮用的水是成人的7倍，1岁半的儿童吃的食物是成人的3～4倍，安静婴儿的空气吸入量是成人的2倍。儿童爱吮手，喜欢在地上玩，这样会增加灰尘或土壤毒物的接触量。

　　其次，儿童的代谢功能尤其是出生后头几个月的代谢功能未完全成熟，对环境毒物更敏感。

　　再次，儿童的生长发育很快，其免疫系统比较脆弱，不适应修复环境毒物造成的损伤。因此，发育中的大脑、免疫系统或生殖器官的细胞一旦被神经毒物破坏或潜入破坏内分泌的物质，就会有发生持久性和不可逆性功能障碍的极大危险，其后果则视器官受损程度而可能出现智力受损、免疫功能障碍或生殖功能受损。

最后，与成人相比，儿童有更长的时间发生生命早期暴露引发的慢性病。环境毒物引起的许多疾病需要数十年的发展。例如，接触石棉引起的间皮瘤，接触苯引起的白血病，可能因宫内接触 DDT 引起的乳腺癌，以及某些慢性神经疾病。其中许多疾病被认为是多阶段过程的产物，从启动、发展到有临床表现需要许多年，早年的毒物接触似乎比后来的类似接触更易引起疾病。

第二节

物理性致病因素

一、 生活中的物理因素污染

人们在生产生活中，常直接或间接地接触一些对人体有害的因素，物理因素便是生产性有害因素的一个种类，当接触达到一定强度时，会对人体造成不同程度的伤害，损害我们的健康。生活中常见的物理性致病因素主要有以下几类。

1. 高温 日最高气温 35 ℃以上的天气为高温天气。常见高温致病的人群有体质差的人群、老年人群及在相对拥挤的公共场所中或露天环境中工作的人群。

2. 低温 低温是一种常见的致病因素，常见致病人群有老年人、低温天气旅游者。

3. 高气压或低气压 气压过低、过高或短时间内气压变化过大时，对人体健康的不利影响还是比较明显的。常见的致病人群有潜水工作者、高原工作者及去这些环境中的旅游者。

4. 噪声 噪声包括来源于交通运输、汽车鸣笛的噪声，工业噪声如建筑施工工地的机器轰鸣声，夜间 KTV 噪声，早市或夜市中的叫卖声和公共场合人们的大声说话声等。噪声污染已成为危害人们健康的另一主要物理致病因素，成为与空气、水并列的三大污染物。

5. 振动 生活水平的提高，很多人都拥有了自己的汽车，很多的农作物收割也都由机器来完成，而汽车及其他动力机械在启动或运行中，都会有不同程度的振动，这些振动也会给人体带来危害。

6. 紫外线 太阳是自然界的主要紫外线光源。太阳光透过大气层时一部分的紫外线被大气层中的臭氧吸收掉，但是随着空气污染的加重，臭氧层的破坏，现在直射到地面的紫外线量较前增强。还有一些常见的人工的紫外线光源如多种气体的电弧（如低压汞弧、高压汞弧）。日常生活中还利用紫外线光源使照相底片感光、验钞等日光灯、各种荧光灯和农业上用来诱杀害虫的黑光灯都是用紫外线激发荧光物质发光的。紫外线强烈作用于皮肤时，可发生光照性皮炎；作用于眼部时，可引起结膜炎、角膜炎等。

7. 红外线 一般的生物都会辐射出红外线，红外线近些年来广泛应用在军事、人造卫星、工业、卫生、科研等方面。虽然红外线对人体有一定的治疗作用，但使用不当，会对人体造成伤害。例如，在焊接过程中也会产生红外线。危害焊工眼部健康。

8. 高频电磁场 高频技术是近几十年发展起来的一门新技术，由于其许多独特的优点，在工业中应用越来越广，如用于非熔化极氩弧焊和等离子弧焊，主要影响人群为焊工。长期接触可出现头晕、头痛、食欲缺乏，失眠等症状。

9. 微波 当您全家人围坐在电视旁欣赏节目、坐在计算机前工作或利用微波炉烹饪美食时，一种无色无味，看不见、摸不着，穿透力强的电磁波正悄悄地侵蚀您和家人的身体，影响你们的健康。产生微波污染的主要原因是微电子设备的广泛应用，大到广播电视发射塔、军事雷达、高压输电线，小到电视机、电冰箱、微波炉、空调和电脑等。它们在工作的时候，都向周围发射着不同功率的电磁波，即电磁辐射。在这些设备影响所及的区域内，可以使火车自动门突然打开，植入人体内的心脏起搏器跳动中断等。

10. 电流　自从有了电以后，我们的生活发生了质的变化。如果没有电，大到厂矿企业、科研军事，小到日常生活，都会受到很大的影响。但是用电要注意安全，否则会给我们的身体带来极大的损害，甚至危及生命。

物理因素致病大多是一个缓慢的过程，但也有急性发病。物理性致病因素与我们的日常生活密切相关，因此加强日常生活中的一些必要的防范措施，可以预防一些疾病的发生。

二、　常见物理因素污染与身体健康

1. 高温　高温为一种常见的物理致病因素，在高温环境或露天环境中工作的人群受到高温的损伤后，其最常见的症状有剧烈头痛、恶心呕吐、烦躁不安，甚至可出现昏迷及抽搐等严重症状，其中热射病发病早期可有大量冷汗，继而无汗、呼吸浅快等症状，危害较大。

2. 低温　低温可引身体组织的冻伤和冻僵，并且因为全身性的长时间低温暴露，导致人体散热增加，产生低温的不舒适症状，如呼吸急促、心率加快、头痛、瞌睡、身体麻木等生理反应，还会出现感觉迟钝、动作不灵活、注意力不集中、情绪不稳定及反常的表现。

3. 高气压或低气压　低气压对人体生理功能的影响，主要是影响人体内氧气的供应。当自然界气压下降时，会导致人体发生一系列生理反应。出现如呼吸急促、心率加快的现象，因缺氧还出现头晕、头痛、恶心、呕吐和无力等症状，严重者会发生呼吸困难和昏迷，这就是通常说的高山反应（高山病）。低气压也会诱发哮喘的发作，低气压下的雨雪天气，尤其是夏季雷雨前的高温高湿天气（此时气压较低），心肺功能不好的人会异常难受，正常人也有一种抑郁不适之感。而这种憋气和压抑，又会引起血压上升、心跳加快、呼吸急促等。高山病可出现骨髓增生活跃或降低，高原红细胞增多症。

高气压会导致减压病，如果人们从高压环境突然回到标准气压环境，脂肪中蓄积的氧就可能有一部分停留在机体内，并膨胀形成小的气泡，阻滞血液和组织，易形成气栓而引发病症，严重者会危及生命。

4. 噪声　噪声会降低人们的工作效率，影响人们的阅读能力、注意力、解决问题的能力及记忆力，噪声还能影响人的情绪，使人出现心情烦躁，甚至做出过激行为。长期接触噪声，能导致人们血压升高，出现心慌、胸闷等症状，严重持久的噪声刺激可导致致残性听力损伤。

5. 振动　科学研究和长期实践证明，机动车驾驶员，由于受振动的影响，会导致神经系统功能下降，神经末梢功能受损，振动觉、痛觉功能减退，对环境温度变化的适应能力降低。振动可使手掌多汗，指甲松脆；振动过强时，驾驶员会感到手臂疲劳、麻木、握力下降。长时间会使肌肉痉挛、萎缩，引起骨、关节的改变，出现脱钙、局部骨质增生或变形性关节炎。强烈的振动和伴随的噪声长期刺激人体，会使自主神经紊乱，出现恶心、呕吐、失眠和眩晕等症状。在寒冷的冬季发作时会突然出现手指麻木、冰凉、苍白，形如白蜡、界限分明的雷诺现象，局部取暖加温后可转为发绀，伴发胀、刺痛。严重者肢端血管闭塞，侧支循环血供不足者手指末梢可发生坏疽。女驾驶员还会出现月经失调、痛经、流产、子宫脱垂等病症。

6. 紫外线　紫外线在一年四季都存在。近年来，随着空气污染的加剧，大量化学物质破坏了大气层中的臭氧层，破坏了这道保护人类健康的天然屏障。大气臭氧层总量逐年减少，臭氧层每递减1%，皮肤癌的发病率就会上升3%。尽管冬季太阳光看起来比较温和，但紫外线辐射仅仅比夏天弱约20%，仍然会对人体皮肤和眼睛等部位造成很大伤害，所以冬季仍需避免紫外线照射。长期紫外线照射最易造成皮肤产生各种色斑，紫外线强烈时，皮肤可发生日光皮炎，皮肤上出现红斑、瘙痒、水疱、水肿等，严重的还可引起皮肤癌。紫外线作用于中枢神经系统，可出现头痛、头晕、体温升高等。作用于眼部，可引起结膜炎、角膜炎，称为光照性眼炎，还有可能诱发白内障。在焊接过程中产生的紫外线会使焊工患上电光性眼炎（可以治愈），因此焊工应戴上护目镜，以防止紫外线对眼睛的刺激。

7. 红外线　人眼如果长期暴露于红外线环境中，最可能引起白内障。足够强度的红外线照射皮肤时，可出现红外线红斑，大剂量红外线多次照射皮肤时，皮肤会出现褐色大理石样的色素沉着。

8. 高频电磁场　高频电磁场对人体的危害主要通过两种方式，一是直接辐射人体组织使之温度升高；二是直接作用于神经-内分泌系统或细胞生物膜。表现为轻重不一的类神经症状：全身无力，易疲劳、头晕、头痛、胸闷、心悸、睡眠不佳、多梦、记忆力减退、多汗、脱发等。受危害者脱离接触高频电磁场，并接受对症治疗后大多可以恢复健康。

9. 微波　电磁辐射作用于人体，由于其波长短、频率高、能量大、生物学作用强，在达到一定剂量后，就会产生生物效应，损害人体健康，影响人体神经、内分泌、心血管、血液、生殖、免疫系统及视力，长期大量吸收下来，会导致各种皮肤不良反应，还会使眼部疲劳，形成眼袋。微波产生的热效应，对含水分较多的组织器官危害较大。例如，眼睛受微波辐射后易引起白内障；睾丸受害，影响精子生成，导致不育症等。微波辐射可使中枢神经系统、自主神经系统及心血管系统发生功能障碍，还可导致女性月经不调、男性性功能减退，甚至能引起胎儿畸形及某些组织的癌变。

10. 电流　电流可引起局部肌肉痉挛，严重的电流出入处发生烧伤，且多为Ⅲ度烧伤。

第三节

亚健康易感人群和致病因素

现在，还没有明确的医学指标来诊断亚健康。亚健康只是笼统的说法，在不同地域、不同生活和工作背景、不同社会层次、不同年龄阶段、不同气质特点的人群中，其主要表现和发展结局不尽相同。

就年龄而言，根据对 2.3 万的人群调查，18～40 岁的人随着年龄增长，心身轻度失调呈缓慢上升趋势；而到了 40 岁以上，前临床状态的比例陡然攀高；55 岁前后进入前临床状态的明显增多；65 岁以上的人即使没有明确的病变存在，大多数人也处于生理性衰老状态，生理性衰老状态也可看作亚健康的一类特殊表现类型。这告诉我们，亚健康状态在中年以后变得明朗化，滑向疾病的步伐迅速加快。

在城市中，40 岁以上白领阶层紧张综合征、慢性疲劳和心脑血管及代谢方面有所异常的情况最为突出。有人调查某大报社百余名 40 岁以上的记者、编辑，发现 70% 的人存在着高脂血症倾向，近 3/4 的人有脂肪肝倾向。在竞争激烈的企业家和科技精英中，此类情况更为严重。上海市 75% 有高级职称的中年知识分子处于亚健康状态；在北京中关村，中国科技产业精英汇聚之地，知识分子的人均寿命只有 53.34 岁。某医学院的调查竟发现，该校 102 名 40 岁以上的高级知识分子中，仅 2 人勉强属于健康者，剩余的人都处于亚健康或不健康状态。这些人群中的亚健康，约 85% 起因于社会压力及心理应激。

处于事业、家庭重任高压期的中年人，千万不要小觑亚健康状态，否则不久的将来，这些人中的 2/3 将死于心脑血管疾病，1/10 将死于肿瘤，1/5 将死于吸烟引起的肺部疾病和糖尿病等代谢障碍性疾病，以及过劳和意外，只有 1/30 的人有希望安享天年。

一、 亚健康易感人群

一般来说，如果你没有什么明显的病症，但又长时间处于以下的一种或几种状态中，应注意亚健康已向你发出警报了：失眠、乏力、无食欲、易疲劳、心悸、抵抗力差、易怒、经常感冒或口腔溃疡、便秘等。处在高度紧张工作、学习状态的人应当特别注意这些症状。

下面列举与工作、生活、饮食、起居最密切的几种易感人群。

（1）精神负担过重的人。

（2）脑力劳动繁重者。

（3）体力劳动负担较重的人。

（4）人际关系紧张，造成负担较重的人。

（5）长期从事简单、机械化工作的人（缺少与外界的沟通和刺激）。

（6）压力大的人。

（7）生活无规律的人。

（8）饮食不平衡、吸烟酗酒的人。

二、 亚健康的致病因素

1. 饮食不合理 当机体摄入热量过多或营养贫乏时，都可导致机体失调。过量吸烟、酗酒、睡眠不足、缺少运动、情绪低落、心理障碍，以及大气污染、长期接触有毒物品，也可出现这种状态。

2. 休息不足，特别是睡眠不足 起居无规律、作息不正常已经成为常见现象。对于青少年，由于看影视、上网络、打游戏、跳舞、打牌、打麻将等娱乐，以及备考"开夜车"等，常打乱生活规律。成人有时候也会因为娱乐（如打牌、打麻将）、看护患者而影响到休息。

3. 过度紧张，压力太大　特别是 IT 白领人士，身体运动不足，体力透支。

4. 长久的不良情绪　不良情绪会影响消化系统、心血管系统及内分泌系统。

三、 亚健康对人体的危害

亚健康是大多数慢性非传染性疾病的病前状态，大多数恶性肿瘤、心脑血管疾病和糖尿病等均是从亚健康状态转入的。

（1）亚健康状态明显影响工作效率和生活、学习质量，甚至危及特殊作业人员的生命安全，如高空作业人员和竞技体育人员等。

（2）心理亚健康极易导致精神心理疾病，甚至引发自杀和家庭伤害。

（3）多数亚健康状态与生物钟紊乱构成因果关系，直接影响睡眠质量，加重身心疲劳。

（4）严重亚健康可明显影响寿命，甚至造成英年早逝、早病和早残。

亚健康主要表现为躯体慢性疲劳。近年来，中年知识分子体质普遍下降，主要原因是长期工作、疲劳过度，若不能及时缓解疲劳，积劳成疾，进一步恶化，可导致过劳死。

中医认为生病起于过用。劳和逸太过，均能损伤脏腑精气，削弱机体的抗病能力。劳则气耗，思则气结。例如，劳动用力太过，可伤及肺脾之气，出现气短乏力、喘息汗出等症；久行久立可伤及肝肾之气，出现筋痿、骨弱等症；心神过度劳倦，主要伤耗心、脾、肾、脑之气，导致心悸、失眠、纳呆、眩晕等症；但若长期过度安逸，则使气血郁滞，脏腑组织失养，久卧伤气，久坐伤肉，导致肺脾之气耗伤，出现气短乏力、纳呆食少、倦怠等症。故要合理安排劳逸时间，严格把握劳动强度，保证充足的睡眠时间。忙碌者要学会忙里偷闲，张弛有度，不要为物役、为名累、为情牵，要能屈能伸，使自己忙而不累，忙中有闲。

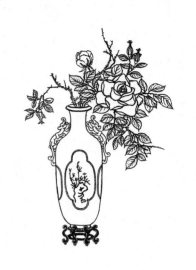

第三章

日常生活中的防护

第一节

我们都是电脑族

电脑"病"往往是慢慢形成的，对身体的危害不十分明显，暴发性不强，容易被我们忽视。但它会引发身体很多方面的连锁疾病，影响工作和生活质量，对我们的身体潜在危害比较大。因此，无论是工作需要还是爱好使然，长期使用电脑的朋友，了解这些隐身的"小危险"并进行一定的防护工作非常必要。

一、 了解电脑的危害

电脑逐渐成为我们生活、工作、娱乐里越来越重要的角色。我们在享受它带来便利的同时，也不得不接受它在身心两方面对我们健康的威胁。所以，了解电脑"病"，防治电脑"病"，是件刻不容缓的事情。

威胁 1： 电磁辐射之失眠、 抵抗力下降

【了解原因】 电脑在工作时会有一定的电磁辐射，会使空气发生电离作用产生正电荷，并不断与空气中的负离子中和。长期处于正离子过多的环境中，会使人体的血液、体液呈酸性，减弱身体正常的代谢功能，使代谢产物堆积于我们的体内，就像回收站未及时清除垃圾文件一样。我们会出现失眠、抵抗力下降，而女性最易出现内分泌紊乱症状等。

【防治措施】

（1）显示器散发辐射多在侧面和后面，不要把这些面对着他人。

（2）清扫周围环境，把容易黏附在灰尘上的正离子减到最少。

（3）在尽量使用液晶显示器的同时，在电脑桌旁放一盆植物或水可以吸收一定的电磁波。

（4）勤洗脸和穿防辐射衣。

（5）多喝茶，茶叶中含有的茶多酚等活性物质，有助于吸收放射性物质。也可以选用花茶。

威胁2：　灰尘之皮肤过敏

【了解原因】　开机状态下的显示器周围的静电场会把房间空中悬浮的灰尘吸入，从而使我们的皮肤处于一个周围充满大量灰尘颗粒的空气环境，使用者的皮肤当然就较容易产生皮疹等过敏现象。

【防治措施】　不要在电脑周围堆放大量的文件纸张，以免它们成为灰尘集落的场所；电脑桌、键盘应及时清洁；面部和手可以使用保湿霜，可选择含有洋甘菊成分有止痒柔肤作用的保湿霜；经常开窗通风。

威胁3：　环境干燥之眼干

【了解原因】　电脑画面其实是一直在闪烁的，肉眼无法看出。有个简单的方法，当你用手机或相机的镜头去看屏幕时就会发现，研究表明，不间断地在电脑前工作4小时，几乎所有的人都有眼肌疲劳，眼结膜发干，眼睛酸痛、干涩的感觉。工作环境的密闭，计算机不断散热，湿度低等是眼干的主要诱因。

【防治措施】　显示器可以略低于双眼水平视线，距离需要70厘米以上；显示器的亮度适中，周围的光源最好来自我们的左右旁边；给自己配一副防反光加膜的眼镜；适当用一些与我们眼泪成分相似的眼药水；若有时间，可用淡红茶水浸湿小方巾敷几分钟眼睛，很快会消除视疲劳。

威胁4：　长期使用鼠标之鼠标手，　易患腕管综合征

【了解原因】　每日重复打字、移动鼠标，腕关节长期、反复、密集、过度活动，导致周围神经损伤或压迫，双手及相关部位的关节、神经、肌肉过度疲劳而受损，出现食指、中指疼痛麻木和拇指无力感。这亦符合中医生病起于过用的观点，因损及筋脉骨节，气血不通，收缩不利，则产生痛、麻、活动不利的症状。

【防治措施】 每工作 1 小时起身做一做握拳、捏指等放松手指的动作；使用鼠标的手臂不要悬空，不要过于用力；选用弧度大，接触面宽，有助于力的分散的鼠标。

威胁 5： 电脑依赖之记忆力下降、情绪不安

【了解原因】 电脑日益普及，我们对电脑的依赖性越来越重，而自己的记忆能力却在日益减弱。在使用电脑的过程中很容易出现情绪的变化，如烦躁、不安，甚至忧郁而不愿与他人沟通。

【防治措施】 保证充足睡眠；睡前放松全身，头低位，缓解大脑供血供氧的不足；静想半小时；随时保存文档，移动硬盘备份；不长时间坐在电脑前工作。

威胁 6： 坐姿不正确之颈肩腰部疼痛

【了解原因】 不良姿势包括高架胳膊、低头、跷二郎腿等。这些姿势工作 1 小时就会感觉腰背酸痛，脖子肩膀麻木，手臂不灵活。

【防治措施】 采用正确姿势，即遵循"三个直角"：膝盖自然弯曲成 90° 是第一个直角；腰部挺直，大腿和后背成第二个直角；手臂与肘关节弯曲成第三个直角。每隔 1 小时休息 5 ~ 10 分钟，可以做柔软操或进行局部按摩，如前俯后仰腰背、左右旋转头颈、提肩膀缩脖颈、左右摆动头颈等，以缓而稳为宜。户外运动之放风筝，挺胸抬头，左顾右盼，可以保持颈椎脊柱张力，保持韧带的弹性和脊椎关节的灵活性。游泳时颈部肌肉和腰肌都得到锻炼，算是比较惬意锻炼颈腰椎的方法。

二、 调护

（一） 药食

黑芝麻：《本草纲目》中记载黑芝麻可以明目、乌发、养颜等。用黑芝麻、黑豆、核桃等份炒熟磨粉后服用，滋补肝肾，可以改善视疲劳。

龙眼：补益心脾，益血安神，对心脾两虚引起的失眠健忘，心悸，智力下降等都可以通过食用龙眼来调整。龙眼肉 100 克、粳米 100 克，两味同煮做粥，平素做饭服用，能提高记忆力，增强体质。

枸杞子：具有补益肝肾、明目作用，其本身就有甜味，无论泡茶、熬粥、做汤或是像葡萄干一样当零食吃，对电脑族的眼睛干、酸涩、疲劳，视力减退等问题都有很大的帮助。

菊花：具有清肝明目的作用，加些蜂蜜，或与上一味枸杞子同时冲泡，无论从功效、色泽还是口感上都是不错的搭配。

决明子：具有清肝、明目、通便作用，可与白菊花、冰糖泡水代茶饮用，也可同粳米煮粥服用。对于常在电脑旁熬夜或出现心情烦躁、便秘、口舌干燥的情况，不妨在粥汤里加些薏苡仁、山药健脾益气，轻身，有一定缓解疲劳的作用。若加入豌豆则能令面部有光泽。

茉莉花：具有疏理肝气作用，长期坐于电脑旁心情郁闷不乐，胸胁不舒，可以将茉莉花、白砂糖加水 500 克煎煮，去渣后经常服用。

银杞明目汤：具有补肝益肾、明目美颜的作用。适用于久视电脑视物模糊、眼睛昏涩、面色晦暗、憔悴者。选用银耳、枸杞子，可加入鸡肝、茉莉花。鸡肝洗净，切成薄片，放入碗内，加淀粉、料酒、姜汁、食盐拌匀。将器皿置于火上，放入清汤，加入料酒、姜汁、食盐、味精，下入银耳、鸡肝、枸杞子烧沸，待鸡肝刚熟，盛入碗内，将茉莉花撒入碗内即成。

（二） 药浴

药浴可帮助放松紧绷的肌肉及舒缓松弛紧张的情绪。使用夜交藤、牡蛎、龙骨、合欢皮、百合、丹参、茯神、五味子、石菖蒲、远志、酸枣仁等药材，水煎成后滤渣，将药汁倒入温水中泡浴二三十分钟，有助于改善心神不宁、烦躁不安、入睡困难、坐卧不安等症。药浴过程中，配合穴位按摩疗法与音乐疗法疗效更佳。也可以做局部药浴，如每周用几味中药给手腕做个药浴，药物可选用强筋骨、舒筋活络的鸡血藤、苏木、木瓜、续断等。

（三）敷脸

白芷：《本草纲目》谓白芷长肌肤，润泽颜色，可做面脂，能改善局部血液循环，消除色素在组织中过度堆积，促进皮肤细胞新陈代谢。可以去中药店买1两白芷，然后将其磨成粉，取桃花粉、白芷粉各适量，调匀后敷于面部，对面色晦暗等久对电脑者有较好效果。也可把白芷浸泡在牛奶中，或者加水熬成浓汁，用压缩面膜纸浸泡，敷脸，每周两次，坚持1个月，脸色将会有明显改善。

木瓜：味甘性温，将木瓜加薄荷浸在热水中制成茶，晾凉后经常涂敷在眼下皮肤上，不仅可以缓解眼部疲劳，而且还能减轻眼部水肿。上网之后敷一下黄瓜片、马铃薯片或冻奶、凉茶也不错。将黄瓜或马铃薯切片，敷在双眼皮上，闭目养神几分钟；或将冻奶、凉茶用纱布浸湿敷眼，可缓解眼部疲劳，营养眼周皮肤。

第二节

熬夜族的担心——会早衰吗

熬夜似乎是变老的代名词。经常疲劳，抵抗力下降，精神不好，皮肤会变得粗糙，女性会出现经期不调，而自主神经失调所引起的感冒、胃肠不适等症状也经常找上门……如此，30岁的年龄60岁的身体，是一件很糟糕的事情。为了不让熬夜成为未老先衰的罪魁，除尽早休息、规律作息时间外，我们不妨从饮食调理方面稍稍加以注意，以防止疾病的发生。

一、拒绝早衰

1. 拒绝含咖啡因的饮料　咖啡因虽然提神，却会消耗体内与神经、肌肉协调有关的 B 族维生素，缺乏 B 族维生素的人本来就比较容易累，这样更可能形成恶性循环。此外，夜晚空腹喝含咖啡因的饮料，会对胃肠黏膜造成刺激，引起腹痛。

2. 严格控制甜食　吃甜食也是熬夜大忌。糖虽有高热量，在一定程度上让人兴奋，却会消耗 B 族维生素，导致反效果，也容易引来肥胖问题。

3. 拒食"垃圾"食品　很多熬夜一族身边都会放一些方便面、薯片等"垃圾"食品，饿了的时候顺手拿来充饥。但是这类食物不容易消化，会加重消化道负担，多吃会引起消化不良，还会使血脂增高，对健康不利。

4. 拒食油腻生冷食物　加班时肚子唱空城计，很多人会随便选择一些生冷的食物凑合一下。生冷的食物对消化道黏膜具有较强的刺激作用，容易引起腹泻或消化系统疾病，而且这些食物多不易消化，容易引起食积而诱发胃肠道疾病或急性胰腺炎。巧克力、海产品、干果可以增强神经系统的协调性，是可以考虑的小零食。

5. 拒绝碳酸饮料　不饮碳酸饮料，饮胡萝卜汁或其他新鲜果汁。不定时地喝些枸杞汁和胡萝卜汁，对养目、护肤功效显著。

6. 拒绝抽烟　香烟中的尼古丁会收缩血管，减慢血液循环，使脸部线条下垂，毛孔粗大。

二、调护

1. 护理很必要　清洗皮肤，在晚 10～11 点进入晚间保养状态。如果长时间熬夜，会使皮肤出现干燥、弹性差、晦暗无光等问题，年轻人的皮肤容易出现暗疮、粉刺、黄褐斑、黑斑。所以加完班后，即使再晚，不要回家倒头便睡，最好能用热水烫一烫脚，让紧绷的神经得到放松。用过化妆品或护肤品的女士，熬夜前一定要记得把脸洗干净，以免粉层或油脂在熬夜后引发满脸痘痘。

2. 回笼觉好好睡　睡觉对于熬夜族来说绝对是重量级的后援，对于体力的恢复起着决定性作用。熬夜的次日中午千万记得补个午睡或打个小盹。但是不能蒙头大睡，熬一夜睡几小时甚至十几小时，对身体其实是有害的。

3. 简单动作常常做　在熬夜过程中时不时伸伸懒腰，舒展筋骨或仰靠在椅子上，双手用力向后，以伸展紧张疲惫的腰肌；做抖手指运动是完全放松手指的最简单方法。此类体操运动量不大，比睡个懒觉效果来得及时和显著。

三、 防治

1. **熬夜族药膳调养**

（1）生地炖鸭蛋：生地 20 克、鸭蛋 1～2 枚，加水适量炖煮，蛋熟后去壳，再放入汁中炖 20 分钟，冰糖调味，食蛋饮汁，每日一次或每周 2～3 次。适合熬夜后口燥咽干、牙龈肿痛者。

（2）猪腰炖杜仲：杜仲 25 克、猪腰 1 具，水适量炖 1 小时，每日或隔 2～3 日服食一次，有滋补肝肾、强壮筋骨之功效，适用于熬夜后腰酸背痛、四肢乏力者。

2. **注意眼睛的调护**

（1）夜班工作容易导致视疲劳，维生素 A 是参与调节视网膜感光的重要物质——视紫红质合成的重要成分，能提高眼睛对昏暗光线的适应能力。

（2）羊肝粥：祖国医学认为肝开窍于目，肝血濡养目则目能视，所以不妨吃些补肝的饮食如羊肝粥。①羊肝 50 克切碎，白米 50 克，如常法煮米做粥，临熟入羊肝，煮熟调匀。能补肝虚而明目。②当归 10 克，羊肝 60 克（或猪肝），当归与肝同煮，肝熟后切片服用。能养血、益肝、明目。

凡因肝血不足而引起的头目昏眩、两眼视物模糊，或是夜盲，或不能久视者，这些都是不错的选择。

（3）菊花：《本草纲目》记载菊花性甘、味寒，具有散风热、平肝明目之功效。现代药理表明，菊花里含有丰富的维生素 A，是维护眼睛健康的重要物质。菊花茶能让人头脑清醒、双目明亮，特别对肝火旺、用眼过度导致的双眼干涩有较好的疗效，经常觉得眼睛干涩多喝些菊花茶有利无害。值得注意的是，菊花性凉，虚寒体质、平时怕冷、易手脚发凉的人不应该经常饮用，应该适量饮用。

3. 成药便方选服　中成药的杞菊地黄丸配以逍遥丸对熬夜的朋友是个不错的小便方。中医理论认为，夜间为阴所主，熬夜会耗伤阴液，杞菊地黄丸滋补肝肾之阴，且枸杞子、菊花有滋阴清肝明目之功用，仅两味泡茶亦可；中医理论认为肝为木脏，喜舒展，对于熬夜伏案多者，药用逍遥丸疏离肝气调理脾气，功效就类似于让您伏案久了的机体舒展一下一样。若熬夜日久，阴伤则阳气偏亢，就会出现我们所说的上火，此时可将逍遥散换成加味逍遥散，加入牡丹皮、栀子两味，前者滋阴清热，后者清上中下三焦之火气，尤其适用熬夜女性所出现的经期失调、火气偏大等。

4. 面部腧穴揉按

（1）睛明穴：可舒缓头痛、使眼睛明亮。

（2）承泣穴：舒缓眼睛红肿、流泪、跳动等诸多眼睛不适症状。此外，此穴是胃经腧穴，揉按可以调节胃气，缓解因熬夜面部起痘的问题。

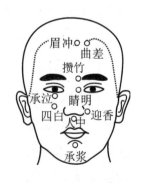

（3）迎香穴：减轻鼻流清涕或鼻塞不通、眼睛容易流泪症状，按摩后可喝一杯热开水。经常按摩可以预防因经常熬夜抵抗力下降而引起的感冒。

（4）人中穴：适当有节律性地刺激，辅以以上穴位以达到醒脑、醒目、清心等效果。

熬夜对个人的健康是一种慢性危害，尤其对那些间断性（不规律）晚睡的熬夜族而言，频繁调整生物钟对健康的危害尤其严重。因此曾有西方的劳动保护专家们呼吁将夜班工人相对固定在同一类人群中。有学者认为熬夜使睡眠规律发生紊乱，影响细胞正常分裂，从而导致细胞突变，产生癌细胞。

第三节

耳边的烦恼——当声音成为一种伤害

一、 手机的危害

随着现代生活节奏的加快，手机是现代人沟通必备的通信工具。近年来手机辐射越来越成为人们关心的问题。手机辐射到底对人体有多大危害，如何把危害的程度降到最低，成了手机用户最关心的问题。

【了解原因】 当人们使用手机时，手机会向发射基站传送无线电波，而无线电波或多或少地会被人体吸收，这些电波就是手机辐射。一般来说，手机待机时辐射较小，通话时辐射大一些，在手机号码已经拨出而尚未接通时辐射最大，辐射量是待机时的三倍左右。这些辐射有可能对人体健康造成不利影响。

手机的辐射是以手机为圆心的一个球形范围，其工作原理是当信号变弱时，手机会自动增强它的电磁输出功率来增强信号，从而造成辐射强度增大。当手机处于不断移动的状态时，信号也会变得强弱不定，辐射量就会随之明显加强。而人的习惯往往是信号不清时把手机尽量贴近耳朵，又增加了耳朵接收的辐射强度。耳蜗和听觉通道会吸收手机发送出的大量电磁波，大大增加了耳鸣、耳聋的发病风险。

【潜在威胁】　手机辐射对人的头部危害较大，它会对人的中枢神经系统造成功能性障碍，引起头痛、头昏、失眠、多梦和脱发等症状，有的人面部还会有刺激感。经过推理，有一些科学家认为，手机的使用很可能会诱发人类的脑瘤、听觉神经癌和不育症的发生。

研究表明，手机挂在胸前，会对心脏和内分泌系统产生一定影响。即使在辐射较小的待机状态下，手机周围的电磁波辐射也会对人体造成伤害。心脏功能不全、心律不齐的人尤其要注意不能把手机挂在胸前。

据了解，经常携带和使用手机的男性的精子数目可减少多达30%。有医学专家指出，手机若常挂在人体的腰部或腹部旁，其收发信号时产生的电磁波将辐射到人体内的精子或卵子，这可能会影响使用者的生育功能。

有专家认为，电磁辐射还会影响内分泌系统，导致女性月经失调。另外，电磁波辐射还会影响正常的细胞代谢，造成体内钾、钙、钠等金属离子紊乱。

手机还会使人患无手机恐惧症。当我们手机无电、电话卡余额不足、遗失手机或没有网络覆盖时，便心情紧张，甚至作呕或冒冷汗。

【预防有招】　专家建议长时间通话最好使用固定电话。

1. 第1招　尽量减少手机通话时间，长话短说。由于辐射能量所产生的热效应是一个积累过程，因此应尽量减少每次使用手机的时间，以及每日使用手机的次数。每日使用手机累计通话时间不应超过1~2小时。

2. 第2招　手机尽量不要放在口袋、腰间和床头；尽量离身体一段距离，多建议放在包的外侧面。

3. 第3招　接通手机最初5秒，避免贴近耳朵；左右耳交替接听电话。通话时手机最好离头部5厘米。

4. 第 4 招　使用耳机减少手机辐射；手机对头部辐射的主要影响是近场辐射，当手机远离头部 30 厘米以上时，将会大大衰减对头部的辐射。

5. 第 5 招　青少年、儿童尽量少用手机。

6. 第 6 招　手机信号弱时少听电话；尽量不要在电量低时直接接打电话，尽量不要充电时打电话。

7. 第 7 招　怀孕早期最好少用手机。

8. 第 8 招　睡觉时不要把手机放在枕头边。把手机关掉停止运作后，手机本身还会释放出微量的辐射，所以睡觉的时候应把手机放在离自己远一点的地方。

9. 第 9 招　定时清洁手机；通话期间或收发短信时不要一边按键一边取用其他物品，特别是不要取用食物，小心病从口入。

10. 第 10 招　选购绿色手机。不同制式的手机辐射量也不同。CDMA（码分多址，一种数字通信技术）手机的辐射标准就相对低得多，这也是 CDMA 被称为"绿色手机"的原因。

二、　耳朵的调护

（一）　耳朵保健

《灵枢·口问》说："耳者，宗脉之所聚也。"意为耳为全身经络分布最密集的地方，许多经脉输注于耳。《灵枢·邪气脏腑病形》亦说："十二经脉，三百六十五络，其血气皆上于面而走空窍。其精阳气上走于目而为睛；其别气走于耳而为听。"耳朵上有很多穴位，平时利用琐碎的时间做耳朵保健操，可以通经活络、行气活血、通窍聪耳，缓解耳鸣、耳胀、头晕、头痛等局部症状。祖国医学认为，耳朵是人体的缩影，人的耳朵就像一个倒置的胎儿，人体的每一个器官和部位在耳朵上都有相应的代表点，经常按摩、刺激耳朵对整个机体有一定的调节作用。

1. 提拉耳朵

（1）提拉耳部法：用双手食指和拇指从上到下，从内到外，提拉耳屏、耳垂，力量从轻到重，以不疼痛为度，每次 3~5 分钟。

（2）双手拉耳法：如用左手过头顶向上牵拉右侧耳朵数次，然后右手牵拉左耳数次。

（3）搓拉耳垂法：两手分别轻捏双耳垂，搓摩使之发红发热，然后轻拉耳垂后放开，每日 2~3 次，每次 20 下，可以促进耳朵血液循环。

（4）摩擦全耳法：对搓双手掌心至发热，先按摩耳前面，再向前反折按摩背面，反复 5~6 次，可疏通经络。

2. 耳保健操

（1）用双手拇指和食指沿耳轮上下推按，直到耳轮发热，再提拉耳垂 30 次。

（2）用两手食指插入耳孔，前后旋转三次，然后快速松手拔出，鸣响 6 次。

（3）双手掌心堵住两侧耳朵，手指放于脑后，食指压中指并滑下后，轻弹后脑部 30 次。

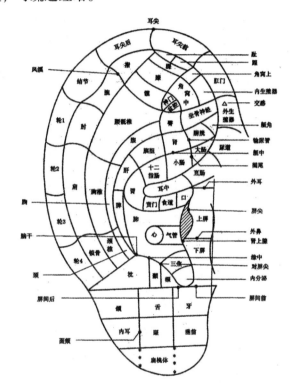

3. 贴压耳穴　按摩

刺激耳朵上的穴位或用王不留行贴压神门穴、肝、心、脑、肾上腺、胃等，可达到促进气血运行，调和气血的作用，对于相关症状的改善有一定的疗效。

（1）神门：镇静安神，改善失眠多梦、焦虑烦躁。

（2）肝：疏肝解郁，改善胸闷胁痛、情绪低落。

（3）心：改善心悸、失眠。

（4）脑：健脑益智，改善失眠、焦虑烦躁、眩晕。

（5）肾上腺：消除疲劳、提振精神，改善乏力、头晕。

（6）胃：和胃止痛，改善胃脘痛、纳差、恶心、失眠、头痛。

（二） 饮食保健

平时可多食用一些鱼类，也可用一些固肾又平和或通窍的中药，如枸杞子、核桃仁、百合、莲子、山药等。

（1）木耳瘦肉汤：瘦猪肉 100 克，黑木耳 30 克，生姜 3 片，加水适量，用小火炖煮 30 分钟。有补肾纳气、补而不滞之功效，可以经常服用。

（2）紫菜胡萝卜汤：胡萝卜 2 根，紫菜 10 克，花生油 2 汤勺。花生油烧热，加入切成片的胡萝卜翻炒，加水适量，用火炖煮 10 分钟左右，出汤前放入紫菜，可以加入适量的盐、鸡精。紫菜胡萝卜汤富含维生素，长期食用，可以改善听力。

（3）黑芝麻加核桃仁等份为粉，每次 15～20 克，每日 2 次。

（4）百合 100 克为细面，每次服 9 克，每日 2 次，补肾聪耳。

（5）选葱白 150 克，大枣 150 克，龙眼 120 克，先煮后两味，后下葱白，煮熟食用。

（6）绿茶 1 克，五味子 4 克，蜂蜜 25 克，温水泡代茶饮。

（三） 成药便方

可以依据不适症状加服一些中成药，如雪莲虫草合剂、杞菊地黄丸或六味地黄丸，适用于伴有腰膝酸软者；龙胆泻肝丸，适用于伴有口苦，目赤者；补中益气丸、参苓白术散，适用于精神差、头晕，劳累后明显者。

第四节

家电危害知多少——隐形的电磁辐射

一、了解家电危害

当我们坐在电视机旁欣赏节目，坐在计算机前工作或利用微波炉烹饪美食时，有一种无色无味、看不见、摸不着、穿透力强的电磁辐射正悄悄地侵蚀我们的身体，危害我们的健康。如果你经常生病或者记忆力下降，是否会想到这可能是家中的电视机、电冰箱、洗衣机及厨房电器等在作怪呢。

（一）概念

其实，我们本来就生活在一个充满电磁辐射的环境当中，除去那些人工制造的，自然界中的太阳、闪电，包括人本身，都会释放出电磁波，只是强度不同而已。一定量的电磁辐射对人体是有益的，医疗上的烤电、理疗等方法都是利用适量电磁波来达到治病健身的目的，只有当人们规划、使用不当时才会造成伤害。那么什么是电磁辐射？会造成哪些伤害呢？

1. 电磁辐射　从科学的角度来说，凡是能够释放出能量的物体，都会释放出电磁波。电磁辐射是一种能量以电磁波的形式通过空间进行传播的现象。

2. 热效应　指吸收电磁波后，组织或系统产生的直接与热作用有关的变化。简单一点来说，人体里有 70% 是水，而水分子在受到电磁辐射后，会相互摩擦，引起机体升温，从而影响人体内部器官的正常工作。

3. 非热效应　吸收电磁波后，组织或系统产生的与直接热作用没有关系的变化。人体生命运动包括一系列的生物电运动，人体的器官和组织都存在微弱的电磁场，是稳定而有序的，这些生物电对环境的电磁波非常敏感，受到外界电磁场干扰的话，人体内部处于平衡状态的电磁场就会遭到破坏，而人体自然也会受到损伤。

4. 累积效应　热效应和非热效应作用于人体后，人体对伤害进行自我修复前（也就是通常所说的人体承受力——内抗力），再次受到电磁辐射，这种状态长期持续下去，形成累积伤害。

（二）　知晓危害

在我国，电器、家具制造中多用到一种易挥发的有毒化学物质——多溴联苯醚。有实验显示，高浓度的多溴联苯醚对动物有明确影响，会导致老鼠的记忆障碍。多溴联苯醚对人体也是有影响的，可使患各种疾病的概率增高，也就是导致了机体的免疫功能紊乱。长久使用电器的人，体内更容易蓄积大量的多溴联苯醚。

有专家认为，高剂量的电磁辐射还会影响及破坏人体原有的生物电流和生物磁场，使人体内原有的电磁场发生异常。值得注意的是，不同的人或同一个人在不同年龄阶段对电磁辐射的承受能力是不一样的。老年人、儿童、孕妇属于对电磁辐射敏感的人群，所以应尽量缩短使用电器的时间。电磁辐射在开关机时的危害更大，应注意。

（1）会损害我们的视觉系统。因为眼睛属于人体对电磁辐射的敏感器官，所以过高的电磁辐射污染会引起视力下降、白内障等。

（2）影响人体的生殖系统。主要表现为男性精子质量降低，孕妇发生自然流产和胎儿畸形等。

（3）可致儿童智力残缺。我国每年出生的 2 000 万儿童中，约 35 万为缺陷儿，其中 25 万为智力残缺，有专家提出电磁辐射也是影响因素之一。世界卫生组织认为，移动电话、电视机、电脑的电磁辐射对胎儿有不良影响。

（4）电磁辐射可能是儿童患白血病的原因之一。医学研究证明，长期处于高电磁辐射的环境中，会使血液、淋巴液和细胞原生质发生改变。意大利专家研究电磁辐射后指出，意大利每年有 400 多名儿童患白血病，其主要原因是距离高压电线太近，因而受到了严重的电磁污染。

（5）电磁辐射可致神经衰弱，主要表现为头晕、疲乏无力、记忆力减退、食欲减退、失眠、健忘等症状。

（6）电磁辐射使面容晦暗生斑。电脑显示器表面存在着大量静电，其聚集的灰尘可转射到脸部和手部皮肤裸露处，时间久了，易发生斑疹、色素沉着。

（7）影响人们的心血管系统，如表现为心动过缓，心律不齐等。如果装有心脏起搏器的患者处于高电磁辐射的环境中，则会影响心脏起搏器的正常使用。

（8）能够诱发癌症并加速人体的癌细胞增殖。电磁辐射污染影响人体的循环、免疫系统等，会加速人体的癌细胞增殖。瑞士的研究资料指出，周围有高压线经过的居民，患乳腺癌的概率比常人高 7.4 倍。

（三）　电器状况

无论办公或家用电器，注意保持人体与其距离。离电器越远，受电磁辐射危害越小。

超低频家电是指工频在 50 赫兹以下的家电如电饭煲、电磁炉、空调、洗衣机、电冰箱、电动剃须刀、电熨斗、加湿器、吸尘器、咖啡机、搅拌器、日光灯等。这些家电相对较安全，日常使用时只需注意时间越短越好。

中频家电是指工频在 3 兆赫（1 兆赫 = 100 万赫兹）以下的家电如电视机、电脑。电视机的工频在几百到几千赫兹不等，电脑相对较高，尤其是台式机。生活中距离这些家电越远越好，至少距离半米。

高频家电是指工频在 30 ~ 3 000 兆赫的家电。微波炉的工频在 915 ~

2 450 兆赫，辐射较大。手机工频在 1 088 ~ 2 000 兆赫，辐射强度很大。所以在使用微波炉时，人体一定要距离 1 米以上，眼睛不要直视，平时注意清洁炉内卫生。手机开始通话后再接听，多用耳机，尽量长话短说。

1. 微波炉　微波炉待机状况下，炉门处就可测到 5.8 ~ 15.1 毫高斯的低频辐射（1 毫高斯 = 0.1 微特斯拉，毫高斯是磁场强度单位）。工作时辐射可上升上百倍，最高峰值可达 589.1 毫高斯。在加热即将停止时，它产生的辐射量随之逐渐降落。经研究当人体与微波炉相距 1 米时，低频辐射为 6.8 ~ 8.3 毫高斯。

使用微波炉时，应注意不要靠近，眼睛不要看着炉门，不可在炉前久站，食物从炉中取出后，先放几分钟再吃。

2. 电吹风　很多人想不到，电吹风运作时发生的辐射量会是在家用电器中名列前茅的。一个 1 000 瓦的电吹风开启后，在紧贴电吹风的后端，低频辐射为 340 ~ 360 毫高斯。

3. 电视机　电视机也是家电中最重要的低频辐射源之一。如紧贴一台 29 英寸（1 英寸 = 2.54 厘米）彩电屏幕的中心位置，低频辐射量为 22.9 ~ 26.4 毫高斯。在电视机后方及侧面，辐射量就更大了。紧贴显像管的地方，低频辐射量为 98 ~ 108 毫高斯，在紧贴电视机的侧面，辐射量为 25.5 ~ 37.6 毫高斯，所以尽量离这两个面远一些。距离电视机屏幕 1 米处，平均电磁辐射强度会下降很多。若把电视机和沙发距离 2 米以外，辐射量就不会对人体造成影响。

4. 手机　手机在待机状态下，辐射量很小。但是拨打手机时，辐射量则非常大并有高低相间的规律，最高值可以达到 536.2 毫高斯。所以接听手机时，最好距离 5 ~ 10 厘米，而且在接通之后再放在耳边。

5. 台式电脑　现代生活和工作，无论在单位抑或回家都会和电脑为伴，它的辐射量有多少？经测试发现，紧贴显示器的电磁强度为 0.09 毫高斯，距离显示器 5 厘米处为 0.01 毫高斯，距离显示器 30 厘米处，其强度无法测出。电脑辐射最强的是背面，其次为左、右两侧，因此摆放电脑时应注意不要背面朝着有人的地方。

6. 复印机、打印机及传真机　办公室里，复印机是使用频率很高的机器，在待机的复印机操作键盘上，显示器低频辐射约为 1.6 毫高斯。当启动复印机，显示器上的数字在 9.1~11.1 毫高斯之间跳动。在出纸口的位置，测到的低频辐射量为 7.2 毫高斯。相比复印机、打印机、传真机产生的低频辐射量更小。当担负行政、秘书等工作的女性，在怀孕期间，仍然持续工作，复印机对她们体内的胎儿有影响吗？答案是虽然辐射量不是很多，仍然建议孕期女性尽量少用这些设备或距离这些设备远一些。

7. 日光灯　一般家中，都会有几盏日光灯，其辐射量较小，站在日光灯管下方的辐射量只有 0.7~0.8 毫高斯。

有一个简单的电磁辐射安全距离监测方法：打开可接收 AM（调幅）频道的收音机，把频道调到没有广播的地方，此时会听到轻微的噪声，我们拿着收音机靠近所要测量的电子产品，会发现收音机里传出的噪声变大。而距离要测量的电子产品一段距离后，收音机的噪声会恢复成原来的样子。通过持收音机听声辨位的方法，我们就可以找出对测量的电子产品而言的电磁辐射相对安全距离。

二、 家电危害的防护

（一） 防"辐"有道，把伤害降低到零

1. 距离　最简单最有效的方法就是与各种放射源保持适当的安全距离，以保证自己长期处在安全的电磁辐射范围内。

2. 选址　一些易产生电磁波的家用电器，如电脑、电视机、收音机、电冰箱等，不宜集中搁置在卧室里。

3. 摆放　不要把家用电器摆放得过于集中，以免使自己暴露在超剂量辐射的危险之中。不要长时间待在显示器后背等有电源插口的一面，尽量让插线板、充电器远离自己。水是可以吸收电磁波的介质，可用塑料或玻璃容器盛水摆放在电脑等的电器的周边。

4. 使用 当电器暂停使用时，最好不让它们处于待机状态，因为此时可产生较微弱的电磁场；不要在身边长期摆放处于待机状态的电子产品，以避免产生电磁辐射累积效应；不要在充电时接听电话，最好用耳机代替机身听筒，若使用机身听筒，建议在手机接通 1～2 秒后再靠近头部。

5. 时间 各种家用电器都应尽量避免长时间操作，同时尽量避免多种家用电器同时启用。不要长时间持续使用电子产品，每使用一段时间后不妨起身走动一下，在休息眼睛的同时，也可避免身体产生电磁辐射的累积效应。

6. 通风 当家电使用时，可以开窗通风，使电器所释放的电磁辐射及有害物质不稽留于室内。

（二） 提高机体免疫力

注意机体正常营养和热量的摄入，因为若缺乏维生素、无机盐、脂肪酸等，会降低人体对电磁辐射的内抵抗力；缺乏能量供给（碳水化合物、蛋白质都是能量供给来源）会提高人体对电磁辐射的敏感性。日常宜多吃蛋、奶、瘦肉、豆制品等。

注意维生素的补充，宜多吃新鲜的水果、蔬菜，特别是一些富含维生素 B、维生素 C 的食物，如胡萝卜、海带、油菜、卷心菜、番茄等，因为富含维生素的食物能减轻电磁辐射对人体产生的细微影响，有利于调节人体电磁场紊乱状态，增加机体抵抗电磁辐射污染的能力。

注意增强抵抗力，适量吃一些辛味的调味品，如姜、葱、蒜、辣椒、黑胡椒等，现代研究认为这些食物可调动机体免疫系统，从而减少辐射的破坏，是抵御辐射的天然食品。也有研究发现，海带的提取物因延长了我们人体的免疫细胞的凋亡时间而具有抗辐射的作用。此外，香菇、蜂蜜、木耳、海带、柑橘、大枣等也被认为是增强机体抗病能力的食物。

注意多吃些黑色食物，如黑芝麻、黑豆、黑木耳。中医理论认为：黑色入肾，肾主骨生髓通于脑。各种辐射危害较多的器官是大脑和骨髓，使人体免疫系统受损，故多吃补肾的食品，增强机体免疫力，而保护机体的健康。

注意平时多喝绿茶，《神农本草》把茶列入药物之中，并说："茶味苦，饮之使人益思，少卧，轻身明目。"绿茶中的茶多酚可以减轻辐射对人体的不良影响，茶叶中还含有脂多糖，可改善机体的造血功能。

注意加强锻炼，增强体质，提高自身免疫能力。

（三） 成药便方可应用， 不适症状要调节

合欢花对强身、镇静、安神有很好的作用，也是治疗睡眠不佳的药物。可以将它和粳米一起熬成粥喝。取合欢花 30 克，加粳米 100 克，红糖适量，水 500 克，熬至粥稠即可。因为合欢花有镇静、安神的作用，能够促进睡眠，所以这款粥在睡前温服，效果会更好些。神疲乏力，腰酸腿软还可口服常见的成药便方，可选用补中益气丸和六味地黄丸，早晨服用补中益气丸，晚上服用六味地黄丸。

第五节

飘飘欲仙的背后——烟酒的危害

一、 吸烟的危害

吸烟危害健康已是众所周知的事实。令人担忧的是许多人严重地低估了吸烟的危害性，大约有 2/3 的人认为吸烟的危害很小，将近 60% 的人不知道吸烟可导致肺癌，96% 的人不知道吸烟可引起心脏病。更可怕的是，当前我国的烟民队伍在扩大，烟民的人均年龄在降低，女烟民在增加，每日平均吸烟的支数在增多，因吸烟导致各种疾病进而死亡的人数也在增加……大量事实说明，吸烟对人们健康的危害，已成为世界公害之一。

（一） 烟中的有害物质

香烟点燃时所释放的烟雾是烟叶不完全燃烧所产生的气体、蒸汽和尘粒的混合物，含有多种有害物质。烟雾中 92% 为气体，含一氧化碳、二甲基亚硝胺、氢氰酸氨等；8% 为焦油，含尼古丁、多环芳香烃、苯并芘、β-萘胺、砷、铅、镉和一些放射性物质。对人体有害的物质大致分以下几类。

（1）血管损害：尼古丁，可刺激交感神经，而引起血管内膜损害。

（2）呼吸道损害：醛类、氮化物、烯烃类等物质对呼吸道有刺激作用。

（3）致癌性：苯并芘、砷、镉、甲基肼、氨基酚及其他放射性物质，均有致癌作用。酚类化合物和甲醛等，具有加速癌变的作用。

（4）胺类、氰化物和重金属，均属毒性物质。

（5）一氧化碳能降低红细胞将氧输送到全身的能力。

（二） 吸烟对人体的危害

迄今为止，已知与烟草有关的疾病已超过 25 种。烟草所致的急性危害包括缺氧、心跳加快、气喘、阳痿及增加血清二氧化碳浓度。吸烟的长期危害主要是引发疾病和死亡。包括高血压、冠心病、中风、骨质疏松症、不孕症、不育症、恶性肿瘤（口腔癌、喉癌、食管癌、胃癌、肠癌、肺癌、乳腺癌、胰腺癌、胆囊癌、子宫内膜癌等）。生活在吸烟家庭中的孩子更容易患哮喘、中耳炎和厌食等。

1. 对口腔咽喉的危害　以色列科学家最近宣称，吸烟能破坏唾液中起保护作用的分子，并将其转化为有害的化学物质，从而增加患口腔癌的风险。同时，吸烟会对人的牙齿造成伤害，留下污渍，造成牙龈病变、味觉不灵敏，还会刺激喉咙，同时可能诱发口腔癌、舌癌、喉癌或食管癌等。

2. 对呼吸系统的危害　肺中排列于气道上的绒毛，通常会把外来物从肺组织上排出。这些绒毛会连续将肺中的微粒扫入痰或黏液中，将其排出来。长期吸烟时烟草烟雾中的化学物质可使支气管黏膜的纤毛受损、变短，影响纤毛的清除功能。此外，吸烟使黏膜下腺体增生、肥大，黏液分泌增多，以及呼吸道微生态失调，容易阻塞细支气管。明显地，"吸烟者咳嗽"是由于肺部清洁的机械效能受到了损害，于是痰量增加了。

吸烟是慢性支气管炎、肺气肿和慢性气道阻塞的主要诱因之一。烟中的烟焦油沉积在肺中，容易引起肺癌。据国外统计，约有 80% 的肺癌可能是因吸烟引起的。而慢性肺部疾病本身，也会增加患高血压及心脏病的危险。

3. 对心血管系统的危害　吸烟会导致心血管病变。烟雾中的尼古丁和一氧化碳是公认的引起冠状动脉粥样硬化的主要有害因素。烟雾中的有害物质可引起周围血管及冠状动脉收缩、管壁变厚、管腔狭窄，血流减慢，促使动脉粥样化累积，造成心肌缺氧。如果病变是在冠状动脉，就有可能引起心肌梗死。大量吸烟的人，心脏病发作时，其致死的概率比不吸烟者大很多。此外，吸烟者易患闭塞性动脉硬化和闭塞性血栓性动脉炎等周围血管病变。

4. 对神经系统的危害　烟草中的尼古丁对神经系统有暂时的兴奋作用，随即产生持续的麻痹作用。长期大量吸烟，会造成神经元细胞通透性和神经细胞膜的兴奋性发生改变，并能引起神经紊乱，出现记忆力衰退、注意力分散、反应迟钝和失眠、多梦等中毒症状。美国著名的"拳王"阿里最反对吸烟，他认为吸烟会使动作失去灵敏性，反应迟钝。

5. 一定的致癌性　有研究表明，一个每日吸 15~20 支香烟的人，其患肺癌、口腔癌或喉癌致死的概率，要比不吸烟的人高 14 倍；其患食管癌致死的概率比不吸烟的人高 4 倍；死于膀胱癌的概率要高 2 倍；香烟的烟雾（特别是其中所含的焦油）是致癌物质，它能使它所接触的组织中发生癌变。因此，吸烟者呼吸道的任何部位（包括口腔和咽喉）都有发生癌的可能。大多数吸烟者喜欢将一定量的烟雾吞下，因此消化道（特别是食管及咽部）就有患癌的危险。烟草中的丙烯醛等与膀胱癌关系密切。

6. 对妇女及婴儿的影响 吸烟对妇女的危害更甚于男性，吸烟妇女可引起月经紊乱、受孕困难、宫外孕、雌激素低下、骨质疏松及更年期提前。大量不良的围产事件的发生与孕妇孕期吸烟有关。烟雾中的一氧化碳等有害物质进入胎儿血液，形成碳氧血红蛋白，造成缺氧；同时尼古丁又使血管收缩，减少了胎儿的血液及营养供应，影响胎儿的正常生长发育。吸烟致自然流产、胎膜早破、胎盘早剥、前置胎盘、早产及胎儿生长异常等发生率增加，围产儿死亡率上升。围产期的妇女还要注意被动吸烟，因为被动吸烟比主动吸烟吸入的有害物质多，吸烟者吐出的冷烟雾中，烟焦油含量比吸烟者吸入的热烟雾中高 1 倍，苯并芘高 2 倍，一氧化碳高 4 倍。故大力提倡在公共场所禁烟是十分必要的。

（三） 戒烟方法

戒烟的方法很多，如针灸戒烟（中医针灸耳穴）、使用戒烟糖和戒烟茶等，但主要是心理取胜。吸烟者在真正认识吸烟危害的同时，用意志和毅力抵挡住吸烟的成瘾性，才能达到最终戒烟，决不再吸烟的目的。

二、 饮酒的危害

（一） 长期过量饮酒的危害

适量饮酒有益健康，过量饮酒不仅危害自身健康，而且扰乱社会秩序。《中国居民膳食指南》指出"如饮酒应限量"，并解释无节制的饮酒会使食欲下降，引起酒精性脂肪肝，严重者会出现酒精性肝硬化。

适量饮酒是指对人有益无害或少害的饮酒量。人们对何为适量饮酒尚缺乏统一的认识。结合我国的情况，适当饮酒量相当于 60 度白酒每日 3 钱至 1 两（15～50 毫升），或 39 度白酒每日 0.5～1.5 两（25～75 毫升），或啤酒 350～650 毫升，或葡萄酒 100～200 毫升；约合纯酒精 8～24 克。

适量饮酒，具有消除疲劳、兴奋精神、舒筋活血、祛湿御寒、防病延年的作用。

酒的主要成分是乙醇（酒精），其通过胃肠道吸收入血，再经过肝的分解而排出体外。所以酒对胃肠道、肝的危害最大，其次为神经系统。

1. 胃肠道　酒能破坏胃的黏膜屏障的防御系统。而胃肠黏膜极易遭受胃酸、各类消化酶、胆汁胰液的侵袭，使消化免疫功能下降，进而引起黏膜水肿、糜烂，甚至出血坏死，形成消化性溃疡。有的人暴食、饮酒后出现胃部烧灼样疼痛，甚至呕吐、呕血等上消化道出血症状，道理就在于此。

酒后如果呕吐，最好什么都先别吃，但要适量喝白开水。酒后醒来最好吃稀饭、馒头、面条等清淡、易消化食物，而且不要太饱。如果出现胃部不适症状，可依据具体情况适量服用促进消化、保护胃黏膜等药物缓解，如服药无效应当及时就医。

2. 肝脏　酒精主要在肝脏灭活和代谢，如通过肝脏氧化解毒、还原解毒、结合解毒、脱氨解毒等。肝脏每小时能处理 8 毫升酒精，少量的酒进入人体后能经过肝脏解毒，但若超过了肝脏的解毒功能，肝脏本身的结构功能发生改变出现纤维化，即肝硬化，严重时出现肝性脑病、腹水等，由此看来，"喝酒少饮为佳"是符合人体生理学的。

3. 神经系统　酒精是一种亲神经物质，摄入较多酒精对记忆力、注意力、判断力及情绪反应都有严重伤害。饮酒太多会造成口齿不清，视物模糊，失去平衡。此外，长期饮酒能够损伤神经元，引发酒精中毒性脑病，如酒精性脑萎缩。

4. 致癌性　长期过量饮酒使患消化系统肿瘤的危险性增高，过量饮酒女性患乳腺癌的危险性比不饮酒女性高 3 倍。近年来，国外学者从各类酒中检查出含有强化学致癌物质亚硝胺类。所以长期过量饮酒是某些癌症、尤其是食管癌、胃癌、肝癌的致病因素之一。

5. 优生优育　过量饮酒可造成人体生殖腺不同程度的损害；长期过

量饮酒可引起精子和卵子质量下降；怀孕期间的妇女饮酒可引起胎儿畸形或智力发育障碍。

此外，酒精依赖还可导致心血管疾病如心悸，诱发心绞痛；呼吸系统疾病，如肺水肿；增加各种类型中风的危险性，导致低血糖及许多并发症。

（二） 对饮酒的科学态度

饮酒的益处和危险应该个体化地评述，每个人对酒的耐受和敏感度是不一样的。适量饮酒若想真正起到延年益寿的作用，应与合理膳食、适量运动、生活规律、戒烟、心理平衡等健康的生活方式相结合。饮酒最好与进餐同时，不宜空腹饮酒，每日饮酒量以 8~24 克酒精为宜，越少越好，不宜超过 30 克。

下列人群不宜饮酒：需在 3~5 小时驾驶车辆或操作机械设备者、儿童和青春期少年、孕妇、有肝病史或已感染各型肝炎病毒者、正在服用某种可能与酒精有相互作用的药物者（如安眠、镇静药，头孢类药物等），具有酒精中毒或成瘾家族史者也应尽量避免饮酒。

坚决劝说重度饮酒或已成瘾者戒酒，以逆转酒精造成的危害。

三、 调护

（一） 调养肺脏

长期吸烟后可以通过调养肺脏以减缓不适症状。中医一向讲究药食同源，很重视通过调节饮食提高人体的抗病能力，早在《黄帝内经》中提出，"五谷为养、五果为助、五畜为益、五菜为充"。由于人的个体素质差异较大，所以服用时要根据自身的情况对症选食，简单介绍几款清肺、润肺、养肺的汤粥，可根据自身情况选择。

1. 清肺

（1）清肺梨：可生津止渴，清热止咳等。一煮：把生梨内部掏空，放入川贝、冰糖、蜂蜜等煮食；二蒸：生梨带皮切块，放到碗里蒸，碗里最好再放上冰糖，蒸好后可拌入蜂蜜，趁热食用效果最好；三炖：生梨连皮切成块，加入木瓜、蜜枣、猪骨适量炖汤，有清肺热、开胃作用；四煮：生梨连皮切块或丁，根据口味不同可加入泡发的银耳、枸杞子、大枣、冰糖等煮汤，能清热、治疗咳嗽。其他清肺的食物有胡萝卜、木耳、豆浆、蜂蜜等。

（2）桑白百合排骨汤：取桑白皮50克、百合75克、排骨500克。将上述选料清洗干净后加水，然后一并放进煲内煮沸，煲1.5小时。

（3）百合杏仁赤豆粥：取百合10克，杏仁6克，赤小豆60克，白糖少许。先将赤小豆、粳米洗净，加水适量，先以大火煮沸，然后在半熟时加入百合、杏仁、白糖，以小火同煮熟烂。可清肺火，适用于肺阴虚，虚火旺盛，素有口干、口苦者。

（4）枇杷饮：取枇杷叶15克、鲜芦根15克。以水煎煮取汁去渣代茶饮。适用于肺热，口干咳嗽者。

（5）成药香菊胶囊：适用于肺热、鼻炎不适者。

2. 补肺　黄芪粥：取黄芪30克、粳米50克。先煮黄芪取汁去渣，用汁煮米做粥，晨起空腹食用。可补肺气，适用于肺气虚、容易感冒者。

3. 润肺

（1）沙参心肺汤：取沙参15克、玉竹15克，猪心、肺各1具，葱、盐适量。将猪心、肺洗净，同时将沙参、玉竹洗净，用纱布包好，和葱、盐一起放入锅内，加水大火烧沸后再用小火炖约1.5小时，心、肺熟透即成。可养肺阴，适用于肺虚咳嗽、大便干燥者。

（2）杏梨饮：杏仁10克、鸭梨1个、冰糖适量。先将生梨切块去核，与杏仁同煮，梨熟加入冰糖少许即可食用。可养肺阴，适用于肺阴虚，素有口干、口苦，大便偏干者。

（3）咳露口服液：用于风热犯肺、内郁化火所致的咳嗽痰多或吐痰不爽，咽喉肿痛，胸满气短，感冒咳嗽及慢性支气管炎见上述证候者。

肺脏喜润，多吃梨也可以起到清热生津的作用，但是一定要适量食用，脾胃虚弱的人梨吃多了会影响消化道，导致腹泻。也可根据患者体质及不同症状选择其他药食。例如，痰多、咳嗽者可以食用白萝卜，以行气祛痰；用百合熬粥、煮水饮可滋养肺阴，对咽喉干涩、干咳效果较佳；荸荠能清热生津，生吃、煮水均可。同时要注意忌食过于辣、咸、腻等的食物。

有一个补养肺气的民间方法值得一试：取新鲜猪肺 1 具，破开气管，洗净，置于蒸罐内，加水齐颈，再加黄酒一匙，密封后，隔水煮 4 小时，待凉，揭盖，除去猪油及浮油，饮清汁，每次 1 茶杯，每日 3 次。这种"以脏养脏"的方法，运用血肉有情之品来补养受损的脏腑之气，是传统中医常用的方法。

（二） 调养肝脏

1. 食养情调　多吃绿色的食物、糯米、黑米、高粱、黍米；其次为大枣、龙眼、核桃、栗子；肉鱼类如牛肉、猪肚、鲫鱼等也对肝脏有保健作用。

保持良好的情绪，"肝在志为怒"也就是肝脏的生理病理与怒有密切关系。肝失衡会影响情绪，使人烦躁；反之，情绪烦躁也会影响到肝。

2. 调养面色　经常饮酒的人常会面色发青，一定要注意饮酒适度。天气寒冷的时候，人的面色也会发青，这是正常的生理反应，只要注意保暖就可以了。如果并非处在寒冷的环境中，面色还发青，就可能是肝脏的问题了；肝在五行中属木，为青色。面色发青的人，多见于肝胆及经络病症，多是阴寒内盛或是血行不畅。这类人适宜多吃枸杞子，多喝骨头汤。可多吃些补肝的食物，如韭菜、猪肝等，另外还可以多吃一些坚果，如核桃仁、花生仁、腰果等。

（三） 酒后防护

1. 酒桌多食　饮酒时宜多以豆腐类菜肴做下酒菜。因为豆腐中的半胱氨酸是一种主要的氨基酸，它能解酒精毒，食后能使之迅速排出。皮蛋蘸醋服食也是不错的选择。

2. 中药解酒 酸枣、葛根各 10 ~ 15 克，一同煎服，或葛根 30 克，加水适量，煎汤饮服，具有很好的醒酒、清凉、利尿作用。

3. 汁汤解酒 牛奶、蛋清等品可使蛋白凝固，如取 1 ~ 2 只生鸡蛋清服下，可以保护胃黏膜，减少对酒精的吸收。

（1）浓米汤：米汤中含有多糖及 B 族维生素，有解毒醒酒之效，加入白糖饮用，疗效更好。绿豆、红小豆、黑豆各 50 克，加甘草 15 克，煮烂，豆、汤一起服下，能提神解酒，减轻酒精中毒。也可仅用绿豆适量，用温开水洗净，捣烂，开水冲服或煮汤服。

（2）食醋：食醋 50 克，红糖 25 克，生姜 3 片，煎水服；或用食醋烧 1 碗酸汤，服下；或仅食醋 1 小杯（20 ~ 25 毫升），徐徐服下。由于酒精与醋中的有机酸，在人体的胃肠内相遇而起醋化反应，降低酒精浓度，从而减轻了酒精的毒性。

（3）茶叶醒酒法：醉酒后可饮浓茶，茶叶中的鞣酸（单宁酸）能解除急性酒精中毒，咖啡因、茶碱对呼吸抑制及昏睡现象有疗效。

（4）食盐：饮酒过量，胸腹难受，可在白开水中加少许食盐饮用。

（5）糖水：取适量白糖用开水冲服，有解酒、醒脑的作用。

4. 果蔬等解酒

（1）白萝卜：捣泥取汁，或稍加红糖适量饮服；也可食生萝卜。解毒生津，和利二便，尤适用于酒后口舌干渴者。

（2）甘薯：醉酒后，生甘薯切细，拌入白糖服食。益气生津，宽肠胃，适用于酒后口渴，胃肠不适者。

（3）芹菜：芹菜挤汁服下，可去醉后头痛脑涨和颜面潮红等症状。芹菜有利尿、安神作用，适用于酒后心中烦闷者。

（4）鲜藕：鲜藕洗净，捣泥取汁饮服。清热生津，开胃健脾，适用于酒后口渴、心烦，恶心不适者。

（5）橘橙：酒后出现头晕、头痛、恶心呕吐，可吃几个橘子、鲜橙子或饮用鲜橘汁、橙汁，可除烦、醒酒。

（6）柑橘皮：焙干、研末，加食盐 1.5 克，煮汤服。能理脾胃之气，对于酒后泛恶，干呕效果很好。

（7）生梨：吃几个梨或将梨去皮切片，浸入凉开水中 10 分钟，吃梨饮水，润肺清心，可解酒毒。

（8）甘蔗：醉酒神志尚清醒者可自己嚼食甘蔗，严重者可榨出甘蔗汁灌服，能醒酒。适用于心烦口渴，反胃呕吐者。

（9）花露水醒酒法：洒数滴花露水在热毛巾上，轻轻擦拭醉酒者的胸背、肘和太阳穴等处，可明显减轻其醉意。

对酩酊大醉者，如果用上述方法仍不能使其解酒醒转，用干净鸡毛一支或棉签等柔软物轻轻摩擦其喉咙或用手捏其喉咙，使其呕吐残留在胃中的酒液，可使醉状缓解。若仍无效果，则应就医诊治。

第六节

乔迁之忧——家居装修

人民生活水平的提高和居民购房热的兴起，促进了装饰装修行业的迅速发展，装饰装修给人们带来舒适、优雅的居住和办公环境的同时，也给装饰装修工人和居住者的健康带来了许多潜在的不良影响。

一、了解装修的危害

（一）化学性因素

1. 甲醛 危害因素之一。装修过程中甲醛主要存在于由脲醛树脂和酚醛树脂制成的装饰材料中，尤以人造板材、胶黏剂为甚。

吸入高浓度甲醛后，会出现呼吸道的严重刺激症状。皮肤直接接触甲醛，可引起皮炎。经常吸入少量甲醛，能引起慢性中毒。有资料显示，有一半以上的儿童白血病患者家里都有装修的经历。

2. 苯及同系物　包括苯、甲苯、二甲苯、苯乙烯等，可引起血液病，也可致癌。涂料中的苯为无色具有特殊芳香味的液体，专家们称之为"芳香杀手"。主要存在于装修使用的油漆、各种油漆涂料的添加剂和稀释剂、各种胶黏剂、防水材料中。它们都是有机溶剂，通过呼吸道、皮肤等进入人体。急性中毒时出现中枢神经系统抑制症状与酒精中毒相似，就像我们喝醉酒一样可表现为头痛、恶心、呕吐、眩晕。若长期吸入苯，则可能诱发再生障碍性贫血。

3. 氨　室内空气中的氨来自室内装饰材料，如家具涂饰时所用的添加剂和增白剂含有氨水，这种叠加情况下氨的短时间接触浓度比较高，对装修作业人员危害较大，应引起重视。长时间接触低浓度氨，可引起喉炎、声音嘶哑、肺水肿。

4. 总挥发性有机物（TVOC）　TVOC主要存在于装修材料中的人造板、泡沫隔热材料、塑料板材、油漆、涂料、黏合剂、壁纸、空气清新剂、地毯等。在装修作业过程中可大量挥发。TVOC能引起头晕、头痛、嗜睡、无力、胸闷等症状。

（二）　粉尘类因素

粉尘也是危害因素之一。由于使用的原料种类及生产厂家不同，接触的粉尘的类别及性质也有所不同。但主要存在以下几种：木屑尘、水泥尘、沙尘、石膏尘、陶瓷尘、电焊烟尘及有机粉尘等。其中沙尘、水泥尘中等含有不同浓度的游离二氧化硅。

（三）　放射性因素

氡是天然存在的无色无味、能不断释放的放射性惰性气体，可诱发肺癌。氡主要存在于水泥、沙石等石材类装修材料，如花岗岩、大理石、石膏、建筑陶瓷、瓷砖等。一般来说，红色、绿色和花斑系列的花岗岩类石材放射性活度偏高。

（四） 物理性因素

1. 噪声与振动　在装修作业过程中需要使用电锯、电锤、电钻、电刨、切割机等高噪声设备。

2. 紫外线辐射　室内电焊作业人员也可能受到紫外线辐射的影响。

当人们在装修时如出现鼻痒、打喷嚏、流涕、咽干等症状应考虑是否与装修材料有关，并观察脱离该环境后是否症状缓解或消失，同时要注意装修环境的通风或避免再次接触。

装修对人体的危害主要以神经衰弱和上呼吸道刺激症状为主，如咳嗽、头晕、恶心、易疲劳、四肢无力等。

长期反复接触有毒有害物质可引起慢性中毒，其主要损害神经系统、造血系统。临床表现为头痛、失眠，白细胞持续减少、血小板减少，最终引起再生障碍性贫血。

若出现头痛、头晕、眼部异物感、眼部疼痛、流泪、嗅觉异常、鼻咽部不适、咽痛，可能是由他们所处工作环境中含有各种较高浓度挥发性、刺激性气体所致。

若出现咳嗽、气喘、紧迫感、恶心、呕吐，可能是由于通风较差的工作环境下，高浓度的甲醛、苯及有害物质在体内蓄积所致。

若皮肤红肿、干燥、裂开等，可能是手部或皮肤缺少必要的防护措施，直接接触装修材料所致。

二、 预防

尽量减少在温度高的季节进行装饰装修，因为随温度的升高，有害气体的释放量会增加。尽可能加强室内通风以降低空气有毒有害物质的浓度。如果现场通风条件不好，涂装工人在涂装一段时间后应当在通风处休息一定时间。

应尽量避免皮肤和溶剂型涂料等接触。接触后要及时清洗，不要用碱性强的肥皂或洗面奶洗脸，以免破坏皮脂而降低皮肤抵抗力。

此外，在涂装涂料时应采取必要的劳动保持措施，如穿紧身的工作服，戴手套、口罩和防护眼镜，避免涂料接触皮肤和有害气体直接进入呼吸系统。涂装完毕后，应及时清理工具及残余材料，并封闭漆桶。溶剂桶上要加盖。擦拭涂料和溶剂的回丝、布应及时处理掉。

食宿应脱离施工现场，减少吸烟饮酒。饭前或接触装修材料后要用肥皂洗手、洗脸，并换下工作服。

室内种植一些植物（如吊兰）来吸收室内的有害气体。

三、 中医药调护

1. 蜂蜜 《本草纲目》中记载蜂蜜有"清热、补中、解毒、润燥、止痛"之效。蜂蜜质地滋润，可润燥滑肠，清热润肺，缓急止痛。蜂蜜主要含葡萄糖和果糖，还有人体必需的氨基酸、蛋白质、苹果酸、维生素等多种成分。因此，在装修期间不妨每日早晚冲上一杯蜂蜜水，就可以对装修中有害物质引起的气喘、瘙痒、咳嗽及干眼等过敏症状有所预防。

2. 胡萝卜 《本草纲目》记载胡萝卜"味甘、辛、微温、无毒，主下气补中，和胸膈肠胃，安五脏令人健"。胡萝卜的营养价值很高，它所含的维生素易被人体吸收，具有强体的作用。而其中的β-胡萝卜素更能有效预防过敏性皮炎等过敏反应。长期吃胡萝卜及其制品，可获得较好的强身健体效果。

3. 花类 《本草纲目》中记载金银花"善于化毒，故治痈疽、肿毒、疮癣"；野菊花"破血疏肝，解疔散毒"；玫瑰花"和血，行血，理气"。把它们混在一起煎汁，放在冰箱里，每次洗澡时用一点，对皮肤养护有一定作用。

4. 蔷薇 蔷薇枝可治脱发；叶外敷可生肌收口；花则能清暑、和胃、止血，少量外用可治疗口疮及消渴，还能润泽肌肤。装修期间可多喝蔷薇花粥以对抗接触有害物质后引起的过敏。将绿豆和粳米洗净，浸泡半小时。取锅加冷水、干蔷薇花，煮沸约 15 分钟，过滤去渣。将浸泡过的绿豆和粳米放入锅中煮沸，将熟时放入蔷薇花，再煮片刻即可食用。

5. 葱和香椿　大葱味辛，性微温，具有发表通阳、解毒调味的作用；香椿具有清热利湿、利尿解毒的功效，可清热解毒、涩肠、止血、健脾理气、杀虫及固精。所以，家中有装修时可以多食用这些，不但能排毒，还能提高机体抵抗力。

第七节

丽人妆颜——绚丽的秀发（染发）危害知多少

染发是利用染发剂改变毛发的颜色。时下染发已成为老少皆宜的时尚。年轻人为配合服饰和妆容、展示自己的个性而染发；中年人则为遮盖渐渐长出的白发而染发。然而染发剂的化学作用使染发的危害始终存在并不容忽视。

一、了解染发的危害

（一）了解我们的机体

人的头发表层是由一种叫作毛小皮的成分构成，在此之下是头发主要构成——毛皮质。染发剂之所以能达到赋予头发另一种"颜色"的神奇效果，是因为染发剂中的碱性成分把头发表层的毛鳞片打开（头发上的鳞片遇碱张开），染色成分能够破坏毛小皮，深入到毛皮质。人工色素进入头发的皮质层并在其中发生化学反应，由小分子状态变为大分子。毛小皮的分子结构很小，这样就导致染色的化学物质能够被"储存"在头发中与天然色素中的一部分相结合，形成想要的颜色。

（二） 了解危害物质

目前，不管是什么颜色的染发剂，也不管是国产的还是进口的，都存在一定量的有害金属元素，只是含量多少不同而已。劣质染发剂含铅量非常高，对人体的危害也更加严重。

大多数染发剂中都含有过敏原——对苯二胺，部分人会对这种化学成分产生过敏反应。

染发剂中除了含铅以外，还会含有镉、汞、镍、铊、钒、砷等多种有害金属元素，长期使用同样可产生蓄积中毒。一些劣质染发剂还含有苯的衍生物，长期使用可导致溶血、白血病、中毒性肝炎和肾脏损害等。

染发剂中的化学成分还与几种可怕的癌症有着不可忽视的关联。例如，能在毛发上着色，并使之上色持久不脱落的是一种名为"偶氮染"的化学成分，对于这种染料已证实，它可以引起膀胱癌。此外，染发剂中的二胺化合物和芳香胺类化合物，同样具有致癌作用。

（三） 了解不适症状

1. 毛发干枯　染发时染发剂中的化学物质对头发表层的毛鳞片有很强的破坏作用，如果养护不当的话会造成头发的鳞片脱落、水分流失，粗糙起毛刺，缺少光泽，没有弹性。

2. 过敏　染发剂对人体健康的影响可分为急、慢性两种。急性以过敏多见，如出现接触性皮炎、哮喘、荨麻疹等。染发最常见的危害是引起接触性皮炎，用染发剂后会出现眼睑水肿，皮肤发红，甚至会出现奇痒难忍的小疹，只有用抗过敏药物后，这些异象才可消退。

3. 致癌　值得人们警惕的是，染发剂对人体产生的慢性作用，它往往悄悄吞噬人体的健康。比如氧化型染发剂中含20多种化学成分，其中有10多种可引起细胞突变，导致癌症。染发剂经皮肤、毛囊进入人体，然后进入血液，如果染发剂的浓度过高或染发频率太高就会破坏血细胞，从而成为淋巴瘤和白血病的致病元凶。

4. 肝肾损伤　染发剂中的有毒化学物质进入人体后需要通过肝脏和肾脏进行代谢，所以长期反复地吸入必然会对肝肾功能造成损害。

怎样把染发的危害降到最低？有专家建议，每年染发最好不要超过2次，并只染新长出来的发毛即可；色泽上选择颜色较浅的染发剂，少用永久性染发剂；不要用不同的染发剂同时染发；染发最好能与头皮相隔近1厘米；调取药液时，避免使用金属类器皿；染完头发后，要多清洗几次，避免用手指抓破头皮，以免引起中毒。选购合格产品染发。定期检查身体。有高血压、心脏病和过敏体质者，以及处于怀孕、哺乳期的妇女最好不要染发。

二、调护

（一）运动

过度疲劳、压力、熬夜或心情不佳会导致脱发，适量的运动能有效地解除疲劳，缓解压力，调节情绪，改善睡眠。运动时，空气中的负离子可在一定程度上加速头皮的新陈代谢改善头发供血，为头发创造了健康的"精神"环境。

（二）梳发

头皮上有很多经络、穴位和神经末梢，按摩头皮有利于头发的生长，防止头发脱落。将手掌互搓36下令掌心发热，然后由前额开始扫推上去，经后脑扫回颈部皮肤，至感到微微发热、发麻为止。早晚各做10次。

（三）药食

头发，在中医里叫血之余，就是说毛发的生长跟气血有关，气血旺盛则毛发长得又快又好，否则会干枯无泽，长得会很慢。中医认为肝藏血，头发的生长速度归根到底是由肝脏决定的。如果你的头发长得快，说明肝气血充足；反之，则说明肝气血不足，多见爪甲不红润、手脚不温、筋脉拘挛等。故平素可食用一些补肝脏的药食。

1. **菜花粥** 菜花含有多种维生素、胡萝卜素及钙、磷、铁等矿物质，对增强肝脏解毒能力、促进生长发育有一定的功能。煮粥时，取鲜菜花50克，加入粳米50～100克、红糖适量，水500克，小火煮粥，待粥稠时可盛出，早晚服用。

2. **黑芝麻** 是最好的护发食材，《本草纲目》中说："服百日能除一切瘤疾。一年身面光泽不饥，二年白发返黑，三年齿落更出。"黑芝麻具有保健护发的功效，食用时可以将其碾成粉末，用开水冲服，也可与大米一起煨煮成稠粥，每日一次，常年食用，可乌须黑发。

3. **制何首乌** 制何首乌功善补肝肾、益精血、乌须发，平素里可用制何首乌、熟地黄各25克，沸水浸泡，代茶饮或煎汤饮。常用可使秀发黑亮有光泽。

（四） 护发小常识

洗发不宜过勤，洗发水温不宜超过38℃。不要用碱性太强的肥皂或化学性洗发香波洗发，不滥用护发用品，在使用护发素时，应先涂抹在发梢处，然后逐渐向上均匀涂抹，不可在发根重点"施肥"。少去理发店干洗头发，洗发时最好不要做长时间的按摩，以免寒湿之气通过渐渐打开的毛孔进入头部。

平常理发后尽可能少用电吹风，并做到少洗、少吹、不烫、不染。掌握科学的梳头方法，避免强力搔抓及梳篦等机械刺激，不要过紧地束缚发丝，不要长期戴帽子。

人工作了一天，晚上要睡觉休息，头发也一样，扎了一整天，晚上一定要散开来。尤其在春天。《黄帝内经》中的"四气调神大论"中说，"春三月，此谓发陈，天地俱生，万物以荣……被发缓形"，意为春季为万物生长的季节，可以把扎着的马尾辫散开来，以顺应生发养发之道。

第八节

你会喝水吗？
——喝健康的水，健康地喝水

水是生命之源，健康之本。水不仅能解渴而且具有营养及保健功能。明代李时珍在《本草纲目》中把水列为各篇之首，可见对水的作用的重视。

一、饮健康水

（一）什么是健康饮用水

专家认为健康饮用水的完整科学概念应遵循以下准则。

（1）不含对人体有毒、有害及有异味的物质。

（2）水硬度适中。

（3）水分子团小。

（4）pH 值呈中性或微碱性。

（5）人体所需矿物质含量适中。

（6）水中溶解氧及二氧化碳含量适中。

（7）水的营养生理功能（渗透力、溶解力、代谢力、氧化还原性等）强。

简单地说，就是没有污染、没有退化、符合人体生理需要的水。

水是健康膳食的一个重要组成部分，水中含有钙、镁、锌、铜、铬、硒等物质，水中矿物质比食物中的矿物质更易被人体吸收。这些溶解性总固体的含量高低，决定着心血管病死亡率的高低。所以健康饮用水不仅与人体的各种生理功能有着直接的关系，与各种疾病也有着密切的联系。

一般水质偏硬的地方，水中溶解性总固体的含量就高。美国科学家分析了美国100个大城市的饮用水，发现如果饮用水中有中等含量的溶解性总固体，癌症的死亡人数就会减少10%～15%。

偏碱性水不会将水管上的重金属或化学物质溶解到水中，这也是降低癌症死亡率和心血管病发病率的一个关键性因素。

（二） 家居中的水污染

家居中的水污染你是否留意？例如，停水后，再来水的时候，从水龙头流出的是伴有沙粒的黄色的水。新买的龙头、花洒在使用一段时间之后，水流就变得很小。早晨打开水龙头，流出类似白色粉末状的水，并伴有刺鼻的漂白粉味道，或有大量铁锈伴着水流出。热水器在使用一段时间之后，发觉烧水的时候水热得很慢，淋浴头水流很小。刚洗完的白色毛巾或者白色衬衫，留有黄色的斑痕。饭锅、水壶在使用一段时间之后，底部会有厚厚的黄色硬垢。家人总是坏肚子，却从未想过是不是家里的水不干净。买来上等的米，却做不出上等的饭香味。烧开后的水喝起来有铁锈味。

有可能我们的身体每日都在充当着过滤器的角色，每日都在过滤这么多不干净的水。终有一天，身体会达到饱和的状态，可怕的疾病便会随之而来。会有人说，老一辈喝了几十年的水，也没有什么改变。但是你们知道吗？今时已不同往日，随着工业发展之快，水污染也日益加重。国家也在不断地更新拟定国家饮用水标准，原因就是水污染在不断地加重。

（三） 家居中针对不健康水的防护

在家庭自来水使用的过程中，要注意两种情况。第一种是新房或是整个楼里长时间没有人住时，用水时要把水多放掉一些。第二种是不常回家，回家后要先放掉管道里面存的水。这个方法可以在一定程度上减少危害。在装修的时候，最好自己购置质量较好的管材。日常烧水饮用时，若水烧开了未及时饮用，水凉后再加热重新烧开，这样煮沸一两次，不会有什么安全问题。但如果热水器中的水反复加热多个小时（有人将其称为

"千滚水")而未更换，这种水中就可能含有较高的健康危害成分，比如加热元件及容器中溶出的有害物质，且原水中含有的一些微量有害物质也会累积增加。

5种开水要慎饮：

（1）在炉灶上烧了一整夜或很长时间，饮用时已经是不冷不热的开水。

（2）自动热水器中隔夜重煮的开水。

（3）经过多次反复煮沸的残留开水。

（4）装在保温瓶中不是当天的开水。

（5）蒸过饭菜等食物剩下的开水。

重新煮沸的开水会造成水中亚硝酸盐含量的超标。众所周知，水中的亚硝酸盐含量超标，可不同程度地引起人倦怠、乏力、腹痛、腹泻、呕吐，甚至嗜睡、昏迷、全身青紫、血压下降，久则能引起恶性病。防止开水污染的方法很简单：坚决杜绝开水的重复利用，重复煮沸。

二、 健康饮水

（一） 不要等口渴时再喝水

口渴是体内轻微失水的表现。正常人每日平均耗水量为2 000～2 500毫升，体内物质氧化可生水300毫升，故每日应补充水分2 200毫升，包括饮食中的含水量。夏天每日补充水分在3 000毫升左右，才能满足人体需要。一般成年人每日平均排尿约1 500毫升，通过呼吸和排汗散失水分500～1 000毫升，为了保证健康，我们每日应饮水2 000～2 500毫升。

很多人往往在口渴时才想起喝水，而且往往是大口吞咽，这种做法是不对的。喝水太快太急会无形中把很多空气一起吞咽下去，容易引起打嗝或是腹胀，因此最好先将水含在口中，再缓缓喝下，尤其是肠胃虚弱的人，喝水更应该一口一口慢慢喝。

（二） 饮水少而勤

喝水应该以勤为原则，而不是在某一时间内连续喝太多水。一般而言，人每日喝水的量至少要与体内的水分消耗量相平衡。

此外，应每隔一段时间适时地为身体补充流失的水分。应在两顿饭期间适量饮水，最好隔 1 小时喝 1 杯水。做运动后，哪怕仅仅是打扫房间，都应该适量喝水。发热感冒的时候，一定要喝水，可以补充因体温上升而流失的水分。人们还可以根据自己尿液的颜色来简单判断是否需要喝水，一般来说人的尿液为淡黄色，如果颜色太浅，则可能是水喝得过多；如果颜色偏深，则表示需要多补充一些水了。

睡前少喝，晨起饮温水也是不错的生活习惯。因为睡前喝太多的水，会造成眼皮水肿，半夜也会老跑厕所，使睡眠质量不高。而经过一个晚上的睡眠，从尿、皮肤、呼吸中消耗了大量的水分（约有 450 毫升），身体可能会有些许脱水的情况，因此早上起床后空腹最好先喝一杯水，让身体开始重新运作。这样不仅可以补充身体代谢失去的水分，还能刺激胃肠的蠕动，所喝的水很快被肠黏膜吸收进入血液，促进血液循环，滋润肌肤，让皮肤看起来水嫩光泽。

（三）　白开水是最好的饮品

从健康的角度来看，白开水是最好的饮料，它不含热量，不用消化就能为人体直接吸收利用。一般建议喝 30 ℃以下的温开水，这样不会过于刺激肠胃道的蠕动，不易造成血管收缩。含糖饮料会减慢胃肠道吸收水分的速度，长期大量喝饮料，对人体的新陈代谢会产生一定不良影响。所以像橙汁、可乐等含糖饮料口感虽好，但不宜多喝，每日摄入量应控制在 1 杯左右，最多不要超过 200 毫升，而对于糖尿病患者和比较肥胖的人来说，则最好不要喝饮料。

现在国内的自来水都符合生活饮用水的标准，饮用煮沸了的自来水是安全的。

三、　防护

日常生活中不宜喝的几种茶水：

1. **浓茶** 浓茶中含有大量的咖啡因、茶碱等，刺激性较强，饮浓茶可导致失眠、头痛、耳鸣眼花，对肠胃也不好，有的人饮用后会恶心呕吐。

2. **冷茶** 茶宜温热而饮，冷茶有滞寒、聚痰之弊。

3. **烫茶** 茶一般都是用高温的水冲泡的，但是不能在水温过热时饮用。过烫的水不仅会损伤牙釉质，还会强烈刺激咽喉和消化道黏膜。

4. **久泡茶** 茶叶泡得过久，易受细菌污染，很多对人体不利的物质会被泡出来。

5. **霉变茶** 会有大量毒素。有人以为茶叶上长点霉没关系，开水一冲就会将霉菌杀死。实际上饮用霉变茶叶水对人体是极为有害的。常会引起腹泻、腹痛等消化系统疾病症状。

6. **隔夜茶** 特别是变了味的茶，即使还尝不出来变味，也多半会滋生大量的细菌等。因为茶叶含有大量的蛋白质，大部分不溶解于热水，残留在叶片中，放置一晚后，会有霉菌生成，同时在茶中残留的大量的丹宁酸会变成具有刺激性的强烈氧化物，对肠胃造成刺激而引发炎症。所以，隔夜茶不宜饮用。

第九节

健康饮食——警惕祸从口入

通过饮食可以获得所需要的各种营养物质和能量，以此为基础来维持身体的健康。合理的饮食、充足的营养，能提高人的健康水平，还能预防多种疾病的发生发展，延长寿命，提高民族身体素质。不合理的饮食、营养过剩或不足，都会给健康带来不同程度的危害。

饮食中，长期营养不足，可导致营养不良、贫血，多种元素、维生素缺乏，影响儿童智力发育，人体抗病能力及劳动、工作、学习等方面的能力下降。怀孕期间营养不良可引起流产、早产，甚至畸形儿。

饮食过度，营养过剩会导致肥胖症、糖尿病、胆结石症、高脂血症、高血压等多种疾病，甚至诱发肿瘤，不仅严重影响健康，而且会缩短寿命。

饮食的卫生状况与人体健康亦密切相关，食物上带有的细菌、霉菌及其毒素和有毒的化学物质，随食物进入人体，可引起急、慢性中毒，甚至恶性肿瘤。因此，饮食除了注意合理，还应注重卫生。

从中医学角度来看，饮食是五脏六腑、四肢百骸得以濡养的源泉，也是人体气血津液的来源。古人认为：安生之本，必资于食。正如孙思邈在《千金要方·食治》中所说："不知食宜者，不足以存生也。"当然，饮食应有节制，应根据人体状况、所处地域季节特点而进行饮食调节，否则会使正常的气机紊乱或正气损伤，可产生或加剧疾病，同时也可诱发其他疾病。例如，饮食失宜、饮食不洁或饮食偏嗜等常为疾病的诱因。因此，饮食调理在医学保健工作中占据着重要的地位。

一、 健康饮食

《黄帝内经》指出，"五谷为养，五果为助，五畜为益，五菜为充，气味合而服之，以补精益气"。现在科学的说法称为蛋白质的"互补作用"，即要获得人体所必需的各种营养素，必须注意食品的合理搭配，切忌吃荤不吃素或吃素不吃荤。同时，合理的搭配亦能提高蛋白质的生理价值，因为各种蛋白质是由多种氨基酸组成的，甲蛋白质所缺乏的某种氨基酸恰为乙蛋白质所含有，乙蛋白质所缺乏的恰为甲蛋白质所含有。如小麦、小米、黄豆、牛肉分别单独食用时，其生理价值分别为 67、57、64、

76，而混合食用时其生理价值可达 89，提高了食物蛋白质的利用率，未被利用的蛋白质则会被排出体外。

怎样使饮食更加科学以有利于健康，这其中大有文章可做。首先必须纠正平素早已经被我们所接纳甚至依赖的某些不良的饮食习惯。孩子中的偏食、精食问题相当突出，受溺爱的"小皇帝"，偏吃甜食、零食，对"粗茶淡饭"不屑一顾，而对自己喜爱的食物则乐此不疲。其次，食物过于精细，精米、精面、精制糕点，使胃肠永远处于"幼稚"状态。这么一来，膳食结构失去平衡，很容易造成维生素、纤维素、矿物质、微量元素缺乏而致病，同时，抵抗力下降也容易使身体受细菌、病毒入侵而生病。专家认为，不要长期或大量食用某一类食物工业制品或腌制食品，使有害化学物质不易达到对人体构成损害的程度，也可让身体来得及清除有害物质。

《中国居民膳食指南》明确指出什么叫平衡膳食，而且以"平衡膳食宝塔"的形式显示出来，在关于吃什么的问题上，提出了更好的建议。

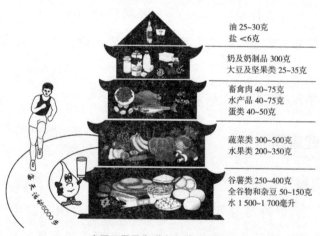

油 25~30克
盐 <6克

奶及奶制品 300克
大豆及坚果类 25~35克

畜禽肉 40~75克
水产品 40~75克
蛋类 40~50克

蔬菜类 300~500克
水果类 200~350克

谷薯类 250~400克
全谷物和杂豆 50~150克
水 1 500~1 700毫升

中国居民平衡膳食宝塔（2016）

"平衡膳食宝塔"建立在每日运动和控制体重的基础之上，因为这两个因素对人们保持健康来说，十分重要。它们也会影响到人们吃什么和如何吃的问题，以及人们吃的食物又如何影响自身的健康。从"平衡膳食宝塔"的底座往上包括：

（一） 五谷杂粮

谷类包括大米、小米、玉米、高粱等。每100克玉米糁和全麦粉所含的膳食纤维比精面粉分别多10克和6克，因此"平衡膳食宝塔"第一层提出人们要吃适量谷类食物。薯类食物包括甘薯、马铃薯等。杂豆是指除大豆以外的干豆，如绿豆、红豆等。

（二） 蔬菜水果类

"平衡膳食宝塔"的第二层就是蔬菜水果类。每日蔬菜摄入量应为300~500克，而且强调蔬菜的多样化，有色蔬菜含营养素更多，要占1/2以上。每日水果摄入量应为200~350克，品种应多样。水果和蔬菜不能互相替代。多数蔬菜特别是深色蔬菜的维生素、矿物质、膳食纤维等的含量高于水果，故水果不能代替蔬菜。水果中含的碳水化合物较蔬菜多，水果中的有机酸能刺激人体消化腺分泌，增进食欲，有利于食物的消化。水果可补充蔬菜摄入的不足，故蔬菜也不能代替水果。

（三） 动物性食物

"平衡膳食宝塔"第三层是动物性食物，包括猪肉、牛肉、羊肉、禽肉、动物内脏、鱼虾类和蛋类食物。目前我国居民的动物性食物以猪肉居多，但猪肉含脂肪较多，应尽量选择瘦畜肉或禽肉。动物内脏有一定的营养价值，但因胆固醇含量较高，不宜过多食用。鱼虾类食物脂肪含量低、蛋白质丰富且易于消化。蛋类食物营养价值也较高。

（四） 奶及奶制品、 大豆及坚果类

奶类食物包括牛奶、羊奶、马奶，最常见的是牛奶。奶制品有奶粉、酸奶、奶酪等，不包括奶油、黄油。"平衡膳食宝塔"推荐每日奶及奶制品的摄入量为300克。大豆包括黄豆、青豆、黑豆，其常见的豆制品包括豆腐、豆干、千张等。坚果的蛋白质与大豆相似。

（五） 油和盐

油指的是烹调用油，主要包括动物油和植物油。动物油包括猪油、牛油、黄油等。植物油包括花生油、豆油、菜籽油、芝麻油和调和油等。烹

调油应多样化，应经常更换种类，尽量少食用动物油。一般来说，20毫升酱油含3克盐，10克黄酱含1.5克盐，如果菜肴使用酱油或酱，应按比例减少盐的用量。

平衡膳食宝塔总结了现今最好的饮食情况，它不是空中楼阁，或者一成不变，随着时代的发展，研究的深入与多样化，平衡膳食宝塔会与时俱进地反映最新、最重要的研究成果。

二、 饮食安全

（一） 注意饮食卫生

日常生活中要注意饮食卫生，否则就会传染疾病，危害健康。病从口入这句话讲的就是这个道理，要注意：

（1）养成良好的饮食习惯。

（2）养成吃东西以前洗手的习惯。人的双手每日接触各种各样的东西，会沾染细菌、病毒和寄生虫卵等。吃东西以前认真用肥皂洗净双手，才能减少"病从口入"的可能。

（3）生吃瓜果要洗净。瓜果蔬菜在生长过程中不仅会沾染细菌、病毒、寄生虫卵，还有残留的农药等，如果不清洗干净，不仅可能染上疾病，还可能造成农药中毒。

（4）不随便吃野菜、野果。野菜、野果的种类很多，其中有的含有对人体有害的毒素，缺乏经验的人很难辨别清楚，只有不随便吃野菜、野果，才能避免中毒，确保安全。

（5）不吃腐烂变质的食物。食物腐烂变质，就会味道变酸、变苦，散发出异味儿。这是因为细菌大量繁殖引起的，吃了这些食物会造成食物中毒。

（6）不随意购买、食用街头小摊贩出售的劣质食品和饮料。这些劣质食品、饮料往往卫生质量不合格，食用、饮用会危害健康。

（7）在商店购买食品、饮料，要特别注意是否标明生产日期和保质期。不食、不饮过期食品及饮料。

（8）不喝生水。水是否干净，仅凭肉眼很难分清，清澈透明的水也可能含有细菌、病毒，喝开水最安全。

（二） 蔬菜中的毒物有哪些

蔬菜富含人体所必需的矿物质、维生素和膳食纤维，是每日必须摄入食物中的重要组成部分，对于人体健康具有非常重要的作用，多吃蔬菜对防治很多慢性疾病也很有好处。中国营养学会的《中国居民膳食指南》建议，每日要吃 500 克左右的蔬菜。但有些蔬菜确实是含有一些天然有害物质，食用不当会影响人体健康。

1. **生物碱** 主要存在于未成熟的青番茄中，食用后可导致中毒，引起恶心、呕吐等中毒症状。

2. **龙葵素** 马铃薯储存时间过长易发芽，发芽的马铃薯会产生大量的龙葵素，人食用后会中毒。一般来说最好不要吃发芽马铃薯，如果要食用也必须先将芽和芽根及马铃薯表皮变绿的部分挖去，放于清水中浸泡 2 小时以上。

3. **皂素** 没有炒熟的豆荚类食物（刀豆、扁豆、油豆角）中含有皂素，食用后会中毒。防止方法主要是烹调时不要贪图脆嫩或色泽，要充分加热破坏其所含毒素，最好采用烧煮等方法，使其由绿变黄烧熟后再食用。

4. **光敏性物质** 芹菜、油菜、苋菜、菠菜、莴苣、胡萝卜、茴香、马齿苋、紫云英、马兰头等蔬菜，在人体内可分解出一种光敏性物质，导致过敏体质者产生蔬菜日光性皮炎，出现局部皮肤瘙痒、灼热感、水肿、瘀斑或水疱等症状。

5. **秋水仙碱** 鲜黄花菜（又名金针菜）中含有毒物质秋水仙碱。这种物质进入人体后，会使人嗓子发干、口渴，胃有烧灼感，出现恶心、呕吐、腹痛、腹泻等症状。所以食用鲜黄花菜时，一定要放入水中浸泡 2 小时以上，待秋水仙碱溶解后再食用。

6. **酵米面黄杆菌** 腐烂变质的白木耳会产生大量的酵米面黄杆菌，食用后胃部会感到不适，严重者可出现中毒性休克。

7. **黄樟素** 腐烂的生姜会产生一种叫黄樟素的致癌物质，可诱发肝癌、食管癌。

8. **霉变毒素** 甘薯储藏不当，特别是在碰伤裂口的地方，因黑斑病菌作用而引起霉变。若食用可中毒，轻者恶心、呕吐、腹痛、腹泻，重者则会有体温升高、呼吸困难、肌肉震颤、瞳孔放大等症状，甚至危及生命。

9. **亚硝酸盐** 有些蔬菜如菠菜、莴苣、萝卜等含有硝酸盐物质，储藏过久，会发生腐烂变质，将硝酸盐还原成亚硝酸盐，食用后可引起头痛、腹痛、腹泻、呕吐等症状。腌制的泡菜、酱菜和酸菜中有害的亚硝酸盐大多在腌制后约一周达到高峰，如果此时食用，可能发生急性亚硝酸盐中毒。

（三） 致癌食品黑名单

1. **咸鱼** 咸鱼产生的甲基亚硝酸盐，在体内可以转化为致癌物质二甲基亚硝酸胺。咸菜、腊肠、火腿、熏猪肉、咸蛋、虾酱同样含有致癌物质，应尽量少吃。

2. **烧烤食物** 烤鹅、烤乳猪、烤鸭、烤羊肉、烤羊肉串等，因含有强致癌物不宜多吃。

3. **熏制食品** 如熏肉、熏鱼、熏蛋、熏豆腐、熏肝等含苯并芘致癌物，常食易患食管癌和胃癌。

4. **油炸食品** 煎炸过焦后，产生致癌物质多环芳烃。油煎饼、臭豆腐、煎炸芋角、油条等，因多数是使用重复多次的油，高温下会产生致癌物。

5. **霉变物质** 豆、花生、米、麦、玉米等食品易受潮霉变，被霉菌污染后会产生致癌毒素——黄曲霉毒素，引发癌症。

6. **隔夜熟白菜和酸菜** 会产生亚硝酸盐，在体内会转化为致癌物质亚硝酸胺。

7. 槟榔　嚼食槟榔是引起口腔癌的一个因素。

8. 反复烧开的水　反复烧开的水含亚硝酸盐，进入人体后生成致癌的亚硝酸胺。

9. 火腿加乳酸饮料　三明治中的火腿、培根等和乳酸饮料一起食用易致癌。为了保存肉制品，食品制造商会添加硝酸盐来防止食物变质及肉毒杆菌滋生，当硝酸盐碰上有机酸时，会转变为致癌物质亚硝酸胺。

三、　不良饮食习惯

（一）　不吃早餐

长期不吃早餐的人，胆汁发生变化，胆汁浓缩，胆固醇积累在胆囊中形成胆结石。此外，因早晨胃是空的，不吃早餐可导致血栓形成，诱发心肌梗死，还会引起代谢失调而肥胖。不吃早餐，使人整个早晨难以精力充沛地工作，且容易早衰。德国某大学研究人员在对 7 000 个男女对象的长期跟踪后发现，习惯不吃早餐的人占到了 40%，而他们的寿命比其余60% 的人平均缩短了 2.5 岁。而另一所大学在一次对 80 ~ 90 岁老年人的研究中发现，他们长寿的共同点之一是，每日吃一顿丰盛的早餐。

（二）　进食速度过快

很多办公室一族的午餐，都是在非常匆忙的状态下吃完的。进食速度过快，食物未得到充分咀嚼，不利于口中食物和唾液淀粉酶的初步消化，加重肠胃负担；咀嚼时间过短，迷走神经仍在过度兴奋之中，长此以往，容易因食欲亢进而肥胖。经常吃饭太快不细细咀嚼的人，易引起胃炎、胃溃疡。

（三）　晚餐太丰盛

傍晚时血液中胰岛素含量为一日中的高峰，胰岛素可使血糖转化成脂肪被凝结在血管壁和腹壁上，晚餐吃得太丰盛，时间久了，人便会肥胖起来。同时，持续时间较长的丰盛晚餐，还会破坏人体正常的生物钟，容易使人患上失眠。研究发现，经常吃饭过饱的人易患消化不良、高血压、冠心病等。

调整建议：第一，晚餐要早吃。晚餐早吃可大大降低尿路结石的发病率。第二，晚餐要少吃。一般要求晚餐所供给的热量以不超过全日膳食总热量的30％。第三，晚餐要素吃。晚餐一定要偏素，以富含碳水化合物的食物为主，尤其应多摄入一些新鲜蔬菜，尽量减少过多的蛋白质、脂肪类食物的摄入。

（四） 嗜饮咖啡

适度饮用咖啡对身体有益，饮用过量则有害身体。专家指出，大量饮用咖啡的"七宗罪"：喝大量咖啡的人易变得神经质；易导致皮肤干燥；使牙齿变黄；心脏病发作的可能性要高出50％；咖啡因会增加钙质的流失；膀胱癌和其他泌尿系统的癌症与饮用咖啡的多少有很大的关系；专家怀疑，咖啡因还可能导致怀孕妇女早期先兆流产。

（五） 过量摄入酒精

酌量饮用红葡萄酒有益健康。法国人少患心脏病即得益于此。据研究人员介绍，常饮红葡萄酒患心脏病的概率会降低一半。最佳饮用红葡萄酒时间为每日下午2点以后。大量或经常饮酒，会使我们的肝脏、胃受到较严重的损伤，对身体多个系统都有危害。

（六） 餐后吸烟

餐后吸烟使烟中的有害物质更易进入体内。因为人在吃饭以后，胃肠蠕动增强，血液循环加快，这时吸收烟雾的能力进入最强状态，烟中的有毒物质比平时更容易进入体内，从而更加重了对健康的损害程度。

（七） 保温杯泡茶

茶叶中含有大量的鞣酸、茶碱、茶香油和多种维生素，用80 ℃左右的水冲泡比较适宜，如果用保温杯长时间把茶叶浸泡在高温的水中，会使茶叶中的维生素全遭破坏，茶香油大量挥发，鞣酸、茶碱大量渗出。这样不仅降低了茶叶的营养价值，减少了茶香，还使有害物质增多。

（八）　宴席不离生食

三文鱼、象拔蚌、鲈鱼、乌鱼、蛇、龟、蟹等办公室一族商务宴请时的首选食物中，存在寄生虫和致病菌的概率很高，再加上厨师们为了追求味道的鲜美，烹调往往不够充分，很容易使人在大快朵颐之时，病从口入，导致各种寄生虫及致病菌侵入体内。

调整建议：人是依靠吃熟食而维持生命活动的，但生菜、生汁中的活性物质，可使白细胞处于正常状态，还能使因吃熟食而损伤的免疫功能得以恢复。考虑到这些好处，吃生食也有吃生食的讲究——先吃水果等生食，然后再吃熟食，不会出现白细胞增高的现象；每日饮用新鲜蔬菜汁和果汁或将新鲜蔬菜凉拌，可酌量加醋，少放盐；尽量少吃加工食品，如罐头及添加了防腐剂、色素、化工原料等加工剂的食品。

（九）　饮水不足

办公室一族在工作中，由于工作时精神高度集中，很容易忘记饮水，造成体内水分补给不足。体内水分减少，血液浓缩及黏稠度增大，容易致使血栓形成，诱发心脑血管病，还会影响肾脏的代谢功能。

虽然多饮水，对身体有好处；但要注意，对于部分大肠代谢功能差的朋友，最好在感到口渴的时候再去饮水，以免造成体内水代谢进一步紊乱。

（十）　饭后吃水果

很多人都喜欢饭后吃一些水果，这是一种不太正确的生活习惯。食物进入胃以后，需要经过 1~2 小时的消化，如果饭后立即吃水果，就会被先前吃进的食物阻挡，致使水果不能正常地消化。时间长了，就会引起腹胀、腹泻或便秘等症状。

四、　饮食调护

饮食要讲究搭配，正确的搭配可以让我们获得更多营养。错误搭配不仅会让食品失去营养，甚至会让身体受到危害。下面简单列举几种较佳食材搭配方法。

1. 鱼+豆腐　味鲜，补钙，可预防多种骨病，如儿童佝偻病、骨质疏松症等。因为豆腐含大量钙质，若单吃，其吸收率较低，但与富含维生素 D 的鱼肉一起吃，可增加机体对钙的吸收与利用。

2. 羊肉+生姜　是冬令补虚佳品，可治腰背冷痛、四肢风湿疼痛等。因羊肉可补气血和温肾阳，生姜有止痛祛风湿等作用。同食，生姜既能去腥膻等味，又能助羊肉温阳祛寒。

3. 鸡肉+栗子　有补血养身之效，适用于贫血之人。鸡是造血疗虚之品，栗子重在健脾。栗子烧鸡不仅味道鲜美，而且加强造血功能，以老母鸡烧栗子效果更佳。

4. 鸭肉+山药　可补阴养肺，适于体质虚弱者。鸭肉补阴，并可消热止咳。山药平补三焦，与鸭肉伴食，可消除油腻，同时有很好的补肺作用。

5. 瘦肉+大蒜　能促进血液循环，消除身体疲劳、增强体质。瘦肉中含有维生素 B_1，与大蒜的蒜素结合，不仅可以使维生素 B_1 的析出量提高，延长维生素 B_1 在人体内的停留时间，还能促进血液循环，以及尽快消除身体疲劳、增强体质。

6. 猪肝+菠菜　可防治贫血。因猪肝富含叶酸、维生素 B_{12} 及铁等造血原料，菠菜也含有较多的叶酸和铁，同食两种食物，一荤一素，相辅相成。

7. 鸡蛋+百合　滋阴润燥，清心安神。百合能滋补肺阴，补虚损，而鸡蛋黄能除烦热，补阴血，同食可滋阴润燥，清心安神。

8. 芝麻+海带　美容，防衰老。芝麻能改善血液循环，促进新陈代谢。海带则含有丰富的碘和钙，能净化血液，促进甲状腺素的合成。同食，则美容、抗衰老效果更佳。

9. 豆腐+萝卜　有利消化。豆腐富含植物蛋白，脾胃弱的人多食会引起消化不良。萝卜有很强的助消化能力，同煮可使豆腐营养被大量吸收。

10. 红葡萄酒+花生　有益心脏。红葡萄酒中含有阿司匹林的成分，花生中含有有益的化合物白梨醇，二者同食能预防血栓形成，保证心血管通畅。

第十节

享受阳光生活——紫外线防护

万物的生长离不开太阳，当我们在夏日的海滩尽情嬉戏，在冬日的阳光下享受温暖的时候，不得不担心它会给我们带来烦恼。特别是现在化学物质对于臭氧层的破坏，导致紫外线辐射增强，使皮肤癌的发生增加，对人体健康造成极大影响，让我们对于享受日光是"又爱又怕"。那么，如何才能无忧无虑地畅享阳光生活呢？

一、了解紫外线

（一）什么是紫外线

紫外线是太阳光中的一种，短时间照射会使皮肤晒红、晒黑，长时间照射则会导致皮肤出现黑斑、皱纹、老化，甚至引起皮肤癌。

（二）紫外线指数与人体防护方法

夏季应每日关注天气预报中的紫外线指数预报做好防范工作。紫外线指数用数字表示：

（1）0~2：紫外线强度为一级，对人体影响较小，外出时可戴上太阳帽。

（2）3~5：紫外线强度为二级，外出需要戴上太阳帽、太阳镜，涂防晒霜等。

（3）5~6：紫外线强度为三级，外出时必须在阴凉处行走。

（4）7~9：紫外线强度为四级，在上午 10 点至下午 4 点这段时间内应尽量待在室内，避免外出。

（5）≥10：紫外线强度为五级，应避免外出。

二、 防护

（一） 防晒方法

1. 远离强紫外线　每日上午10点到下午2点，是一日当中紫外线最强的时段，应尽量避开这段时间外出。

2. 选择合适的防晒霜　夏季的早、晚及阴雨天气，可选用SPF（防晒系数）低于8的防晒霜；中等强度阳光天气，防晒霜的SPF指数在8～15较好；强烈阳光下，防晒霜的SPF指数应大于15。

3. 正确使用防晒霜　应在出门前10～30分钟涂抹防晒霜。脸部涂防晒霜的同时，切记不要忽略了下巴、脖子、耳朵、胳膊等部位。在阳光强烈、长时间暴晒时，一般每2小时左右需要涂一次防晒霜，晚上卸妆后最好使用晒后护理品修护皮肤。

4. 合适的穿戴　外出时最好穿浅色服装，以棉麻为佳。戴宽檐帽，尽量遮挡面部、脖子等部位。选择中性玻璃、灰色镜片的墨镜，不要选择颜色过深的墨镜。

5. 儿童的防晒　夏天最好不要让未满6个月的孩子直接在太阳下暴晒。如果外出，最好穿戴上适合的衣服和帽子，并且使用遮阳伞。大于6个月的孩子，外出还可以涂抹防晒霜。

（二） 饮食调护

在应用必要的防晒技巧同时，合理的饮食也能大大增加我们防晒的效果。

1. 番茄　番茄中含有丰富的维生素C和B族维生素，特别是含有丰富的抗氧化剂番茄红素，可清除氧自由基，抗衰老，每日摄入15毫克番茄红素可将晒伤的危险系数降低40%，是最好的防晒食物。中医认为番茄味酸甘、性微寒，有生津止渴、健胃消食之功效。切记食用时宜熟食。可制作番茄炒鸡蛋、番茄蛋花汤等。

2. 柠檬　柠檬含有丰富的维生素 C，有抗氧化的作用；能防止和清除皮肤的色素沉着，有美白淡斑的作用。中医认为柠檬味酸甘，性平，具有健脾和胃、生津止渴、化痰止咳之功效。可用 1～2 片柠檬冲入热开水，冷却后加入蜂蜜制作蜂蜜柠檬水。

3. 橙子　橙子含有丰富的维生素 C，一个中等大小的橙子可以提供一个人一日的维生素 C 的需要量，能有效清除体内的氧自由基，抑制肿瘤细胞生长，中医认为橙子味甘酸，性微凉，具有生津止渴、和胃之功效。

4. 大豆　大豆中含有丰富的植物激素，具有很强的抗皮肤老化作用，可以让皮肤保持细腻光滑。可制作豆浆和食用豆制品，如豆腐等。

5. 猕猴桃　猕猴桃含有维生素 C、维生素 E、维生素 K 及叶酸、纤维素等，被称为"超级水果"，可抑制黑色素瘤和皮肤癌的发生。中医认为猕猴桃味酸甘，性寒，具有生津润燥、清热除烦、开胃消食作用。

6. 茶叶　据美国的一项研究指出，茶叶特别是绿茶，可以减少日晒导致的皮肤损伤，使皮肤受损程度减轻。

第十一节

炎炎夏日话中暑

一、了解中暑

（一）什么是中暑

中暑是指由于长时间的高温和热辐射，人体出汗过多或者产热多，散热少，导致机体体温调节障碍，水、电解质代谢紊乱，有些甚至出现晕厥、昏迷等神经系统功能受损症状。中暑已被列入了国家法定职业病目录。

（二） 易发生中暑的气象条件

1. 干热环境　以气温高、热辐射强及湿度低为特点。

2. 湿热环境　气温高、湿度高，虽然辐射热并不强，但是由于湿度大，汗液不容易排出。

（三） 高温对特殊人群的影响

1. 老年人　因为汗腺萎缩及循环系统功能差，排汗不畅，不能及时散热，故易发生中暑。

2. 产妇　因为生产时体力消耗大，产后体质虚弱，如果长时间待在密闭且温度较高的室内，容易中暑。

3. 婴幼儿　因为婴幼儿各系统尚未发育完全，体温调节功能不完善，散热功能差，高温情况下容易出现中暑。

4. 心脑血管病患者　高温可使血流加快，回心血量增加，加重心脏负担，尤其是心脏功能不全的患者，会加重其病情；汗液的大量排泄，可使血液黏度增加；另外，高温还可使人们心情烦躁、易怒，诱发或加重心脑血管病的发生。

5. 糖尿病患者　该类人群对内、外环境温度变化的反应较正常人迟钝，故体内热量虽已蓄积，但患者的自觉症状可能较迟出现，容易中暑。

6. 某些感染性疾病患者　因为细菌或病毒性感染可以使人体产生内源性致热原，使人体产热加速，体温升高。炎症还能使机体释放出一些物质，如组胺可使血管痉挛收缩，不利于散热。

7. 正在服药的患者　服用抗组胺药、抗胆碱药、安眠药可使血管收缩，体温调节中枢发生障碍，容易中暑。

（四） 中暑常见原因及表现

1. 长时间日光直射　可出现头痛、头晕、恶心、呕吐、口渴、心悸、胸闷、出冷汗、血压偏低，更甚者可出现晕倒、神志丧失。

2. 高温环境中大量流汗后，只补充水分而没有补充盐分　突然出现的四肢、腹壁，甚至胃肠道平滑肌痉挛和疼痛。体温较高，伴大汗。

3. 烈日直接暴晒　强烈的日光穿透头部皮肤及颅骨引起脑细胞受损，脑组织充血、水肿。颅内水肿可导致剧烈头痛、喷射性呕吐、烦躁不安、昏迷、抽搐。

4. 长时间在高温环境中从事体力劳动　开始可有大量冷汗，继而无汗、体温高、呼吸浅快、躁动不安、血压下降、昏迷、四肢抽搐。

（五）　早期识别中暑

1. 中暑先兆　高温环境中出现大量出汗、口渴、头昏、耳鸣、胸闷、心悸、恶心、四肢无力、注意力不集中，体温不超过 37.5 ℃。

2. 轻度中暑　具有中暑先兆的表现，但体温在 38.5 ℃以上，伴有面红、皮肤灼热等；或者出现皮肤湿冷、呕吐、血压下降、脉搏细而快的情况。

3. 重度中暑　除以上表现外，可发生昏迷或抽搐；或不出汗，体温高于 40 ℃。

二、　防护

（一）　一般预防

1. 出行躲避烈日

（1）夏季出门带防晒用具如遮阳伞、遮阳帽、太阳镜等，避免在烈日下行走，尤其是上午 10 点至下午 4 点，因为这个时间段的阳光最强烈。

（2）准备充足的水和饮料。

2. 合理补充水分　每日喝 1 500～2 000 毫升水。出汗较多时可适当补充一些淡盐水，外出时也应多饮淡盐水。

3. 限制工作时间　高温下工作时间不宜过长，每日不要超过 8 小时，降低劳动强度，同时要多补充含盐饮料，做好防暑降温工作。

4. 合理着装 尽量穿透气性强、容易散热的棉麻类衣物，应少穿化纤类衣物。衣物宜宽松，不宜紧绷，使汗液易于及时排泄。

5. 清淡饮食 食物以清淡为主，多食营养丰富的新鲜水果蔬菜，三餐不宜过饱，做到"食饮有节"。不吃剩饭剩菜，不喝过多的冷饮，少食或不食肉类、烧烤等食物。

6. 保持充足睡眠 充足的睡眠，可使大脑和身体各系统都得到放松，有利于预防中暑。每日晚10点应按时就寝，早上5点30分至6点30分起床。午休时间不宜过长，以30～50分钟为宜，睡觉时不要让空调或风扇对着人体吹风。

7. 携带防暑药品 可随身携带人丹、十滴水等药物，以备急用。

（二） 饮食保健

1. 多喝汤 高温天气人出汗多，体液损失大，多喝汤可及时补充体内丧失的水分，又有利于消化吸收。可以喝山楂汤、绿豆汤、酸梅汤等。

2. 多饮茶 有研究表明高温天气时喝温茶能降低皮肤温度 1～2 ℃，而冷饮只能使口腔周围变冷；喝茶后可感觉全身清凉舒适，渴感全消，而喝冷饮者会感觉周身不畅，渴感不能消除。高温环境中的劳动者，可在温茶中适当加盐，以弥补出汗过多而丢失的盐分。

3. 多喝粥 炎热的夏季，人的肠胃功能相对较弱，易出现食欲缺乏。因此，夏季宜喝可以减轻肠胃负担，利于消暑降温的粥，如绿豆粥、二花粥、蔬菜粥、莲子粥、莲藕粥等。

4. 多吃青菜 天热湿气重，人们一般都喜欢吃清淡味鲜而不油腻的食物，而青菜既有这种特点，又含有丰富的维生素和矿物元素。所以，应尽量多吃青菜，如各种豆类、瓜类、小白菜、香菜等。这些菜既可以凉拌生吃，也可放少许瘦肉丝炒熟吃。

5. 多吃瓜果 瓜果汁多味甜，有生津止渴、清热解暑之功效。西瓜味甜多汁性凉，是消暑解渴的瓜类之首。猕猴桃中含有大量维生素 C，亦有非常好的清热解暑作用。

6. 适当吃点姜　"冬吃萝卜夏吃姜"，生姜有解毒和增进食欲的作用，适当吃点生姜，有利于食物消化吸收，增进食欲。生姜辛温，能加快血流循环，开泄汗孔，汗液排泄通畅，对防暑有一定的好处。

（三）　**中暑的一般救治**

（1）迅速撤离引起中暑的高温环境，选择阴凉通风的地方休息。

（2）补充水分，多饮用一些含盐的清凉饮料，喝时应小口慢饮，以免加重心脏负担。还可以在额部、颞部涂抹清凉油、风油精等，也可以服用人丹、十滴水、藿香正气水等中药。

（3）如果症状没有减轻，应立即拨打救助电话。

（4）重症中暑者除了立即转移至阴凉通风处，还应该迅速将其送至医院。若离医院较远，应使患者脱离高温环境，立即给予物理降温，用冷水、冰块擦身，同时用电风扇向患者吹风。最好将患者移至温度适当的空调房间中。若患者出现发抖，应减缓冷却过程，因为发抖可增加机体产热。严重中暑后，最好卧床休息。

（四）　**中暑后的饮食禁忌**

1. 忌大量饮水　中暑后应少量、多次饮水，每次以不超过 300 毫升为宜。切忌狂饮不止。因为，大量饮水不但会冲淡胃液，进而影响消化功能，还会增加心脏负担。

2. 忌大量食用生冷瓜果　中暑后多脾胃虚弱，大量吃生冷瓜果、寒性食物，会损伤脾胃阳气，使脾胃运化无力，寒湿内停，重者会出现腹泻、腹痛。

3. 忌吃大量油腻食物　大量的油腻食物可加重胃肠的负担，并使大量血液滞留于胃肠道，大脑的血液供应相对减少，人体就会感到疲惫易困。

4. 忌单纯进补　中暑后虽有虚症，但暑气未消，不能单纯进补。进补过早会使暑热不易消退，或者是本来已经逐渐消退的暑热会再卷土重来。

三、 儿童中暑

（一） 预防

（1）忌在太阳下暴晒或待在没冷气的密闭车内。

（2）注意环境通风，保持适宜温度，空调房间也要在早、晚定时开窗通风，室内温度应保持在 24～28 ℃，以 26 ℃为宜，避免室内外温差太大。同时要控制一定湿度。

（3）忌包裹太紧，穿着宜宽松，以纯棉衣物为宜。

（4）注意天气变化，高温预报等，夏季上午 10 点到下午 4 点之间不要让孩子到户外活动；勤洗澡、擦身。

（5）合理补足水分，不能只饮白开水，应喝淡盐水、盐汽水或鲜果汁。少喝含糖多的饮料，还可以每日吃适量西瓜，因西瓜中富含水分及人体所需的多种糖类和维生素，多吃西瓜可以起到调节人体体液酸碱平衡的作用，同时也可补充因出汗而丢失的体液。

（6）主张多吃清淡、有营养、易消化的食物，如绿豆百合薏仁粥、冬瓜排骨汤、清蒸鱼、蒸蛋等，适当吃些粗粮，如玉米、麦片和小米粥。

（二） 急救方法

（1）移到阴凉处，除去衣物，用电扇及冷气降低环境温度。

（2）保持呼吸道通畅。

（3）间断给予清凉饮料或淡盐水，有呕吐症状者不给其饮水。

（4）物理降温：用湿毛巾擦拭或把孩子放进凉水浴盆里，忌使用冰水、冰块或酒精等擦身，中暑的发热不要给予退热药物。

（5）立即送医院治疗。

四、 清热解暑食疗方

（一） 茶

1. 荷叶凉茶　将鲜荷叶撕成小片，与白术 10 克，藿香、甘草各 6 克，共煮20分钟，加入适量白糖，凉后饮用。

2. 绿豆菊花茶　绿豆适量，加水煮烂后，将绿豆捞出，在绿豆水中加入菊花5个，再煮约3分钟即成。

3. 茉莉花茶　茉莉花10克放入沸水中煮约5分钟后，放入适量冰糖，冷却晾凉后，再加入新鲜的蜂蜜即成。

4. 苦丁茶　取苦丁适量，加入沸水浸泡后即可饮用。

5. 苦瓜茶　将苦瓜洗净后去瓤，打碎成汁，按1∶10比例加水煮沸，加入白糖即可饮用，糖尿病患者不加糖。

（二）　汤

1. 薏米冬瓜汤　薏米30克、冬瓜250克加水同煮，煮熟后饮汤。该汤有清热解毒、利尿之功效。

2. 绿豆汤　绿豆50克加水煮，待绿豆煮熟后加入白糖即可食用。有清热解暑之功效。

3. 山楂汤　将山楂片100克、酸梅50克加水煮烂后，滤出汁水，放入适量白糖，凉后即可饮用。

4. 银耳莲子羹　银耳30克洗净后用温水发开，除去硬皮，莲子20克洗净，加入冰糖及水适量，煮沸即成。

（三）　粥

1. 薏米小豆粥　薏米20克、赤小豆30克、大米100克、水适量。将薏米、赤小豆先用冷水浸泡，大米洗净，加入适量的水，煮成粥。具有健脾渗湿、清热消暑的功效，适合长夏体倦困重、食欲不振者食用。

2. 扁豆荷叶粥　将粳米、白扁豆洗净后，浸泡。锅内加水，待水沸腾后加入洗净的鲜荷叶、白扁豆，煮沸约15分钟，捞出荷叶加入粳米、小火煎煮约30分钟，待扁豆煮烂后，加入白糖即成。扁豆、荷叶有健脾渗湿之功，可消暑解热、厚肠止泻。

3. 绿豆粥　绿豆50克、粳米200克，加水煮沸后，改小火煮至豆烂，加入白糖或配解暑凉菜食用。

（四） 菜

1. 凉拌三丝　取萝卜1根、黄瓜1根、豆腐皮1张切成细丝后，加入醋、盐、味精、少量白糖搅拌即成。

2. 凉拌芹菜腐竹　取芹菜200克，腐竹、黑木耳各50克，将腐竹用水发好后切成斜条撒盐拌匀，将芹菜开水焯后，用冷水浇凉、沥水，加入发好的黑木耳、腐竹，加入盐、醋、味精拌匀即可食用。

第十二节

高处不胜"寒"——高山病

一、 了解高山病

（一） 什么是高山病

高山病指的是当我们由平原地区进入海拔3 000米以上的高山或高原时，或由低海拔地区进入更高海拔地区时，由于对低氧环境不能适应而发生的一系列综合征，又称高原适应不全症。

（二） 表现

在到达高原后数小时或一两日内，出现严重头痛、头晕、疲乏、烦躁、失眠、心悸、气短、胸闷、食欲减退、恶心呕吐、腹胀腹泻、眼花、耳鸣、鼻衄、手足发麻或双手抽搐等症状，一般1周左右逐渐消失，但也有持续较久或迁延成慢性高山病的。

（三）　预后

高山病的症状消退后，迅速登上更高地区有再发可能性。高山肺水肿及时治疗，预后良好。少数高山脑水肿患者短期内可有头痛、记忆力减退。高山心脏病多数伴有肺细小动脉硬化，即使转到平原，也难完全恢复正常。高山红细胞增多症患者转到平原后，一般 1～2 个月可逐渐恢复。

二、　防治高山病

（一）　疾病预防

（1）登山者登山时应按计划进行阶段性、适应性锻炼。

（2）高原地区昼夜温差大，刚进入高原地区先不要洗澡，要多穿衣服以免受凉，尽量减少寒冷刺激及防治上呼吸道感染。

（3）有明显心、肺、血液疾病者不宜进入高原。

（4）从低海拔到高海拔地区可实行阶梯上升，逐步适应。

（5）进入高原环境后，切忌暴饮暴食，不要饮酒和抽烟。

（6）多食蔬菜、水果等富含维生素的食物。

（7）初入高原者，夜间休息可采用半卧位，体力活动要循序渐进，不可急速行走、跑步，更不能做体力劳动，最好能完全静养休息，第一晚上要早休息，睡眠充足。

（8）预防急性高山病，可从进入高原前 1～2 日起选用一种利尿药口服，以预防体内液体潴留，连服 1 周。①乙酰唑胺 0.25 克，每 8 小时 1 次。②呋塞米 20 毫克，每日 2～3 次。③紧急条件下登山，可使用糖皮质激素。

（9）服用糖皮质激素药物时，必须严格掌握适应证。因长期大剂量使用糖皮质激素药物可导致肥胖、高血压和消化道应激性溃疡、出血等。对于病毒感染者，服用糖皮质激素药物，可使病毒感染扩散和加重。

（二）　进入高原可服用的药物及保健品

1. 复方党参片　含党参、沙参、当归、丹参、金果榄等，预防高山病有效率达 78.8%。

2. **麦霉片** 由麦芽汁经黑曲霉菌发酵后的提取液制成，实验研究证实有提高动物耐氧的能力，可改善心脑功能，预防高山病有效率达 82.9%。

3. **冬虫夏草** 有滋肺阴、补肾阳作用，可补益肺肾、化痰止咳。现代医学研究证明，冬虫夏草有很好的抗疲劳、抗缺氧作用，适用于免疫力低下、年老体弱及亚健康状态人群，有减轻高山病症状的作用。

4. **高原安** 高原安的主要成分为 9 味中草药，有利于缓解高山病症状。一般在进入高原前 1 日服用，进入后连服 3 日。

5. **高原红景天及其制剂** 为藏民传统的保健食品，有补气清肺、散瘀消肿、收涩止血的功效，可抗疲劳、抗缺氧，增强体质，缓解高山病症状。一般应在进入高原前至少 10 日服用。

6. **速效救心丸** 高山病紧急发作时，出现胸闷气短、胸痛等心血管急症时，紧急服用，有助于缓解心血管症状。

7. **复方丹参丸** 治疗心血管病药，有缓解高山病症状的作用。

所有药物都应在专业人士的指导下应用。

第十三节

寒冷冬季，还你纤纤玉手

拥有一双美丽细腻的手，是多少爱美女士的追求，但是无情的冻疮让它"千疮百孔"、面目全非，还要忍受痛、痒的不适感觉。今天我们就来了解一下冻疮的防护，帮你解除内心的苦恼！

一、 了解冻疮

（一） 形成原因

现代医学认为冻疮是因为皮肤自身耐寒冷能力下降，寒冷侵袭时，末梢的皮肤血管收缩、痉挛，导致局部血液循环障碍，局部皮肤缺血缺氧所致的组织损伤。中医学认为该病是由于自身阳气不足，外感寒湿之邪，气血运行不畅，瘀血阻滞而发病。

（二） 表现

好发于手足、面颊、耳郭等末梢部位。皮损为局限性红斑，皮损处可有瘙痒、水肿，可出现水疱、糜烂和溃疡。初起肿块或硬结多较小，一般多如蚕豆或指甲盖大小，紫红色，边缘鲜红，中央青紫，触之冰冷，压之褪色，去除压力后颜色恢复较慢。常自觉局部有肿胀感、瘙痒，遇热后更甚，严重者水疱破溃后形成溃疡，经久不愈。

二、 冻疮的防护

（一） 一般预防

（1）坚持锻炼身体，增强抗寒能力。可坚持长跑、打球、练气功、跳舞、跳绳等符合自身条件的体育锻炼。

（2）坚持四季用冷水洗脸、洗手，利用每日洗手、脸、脚的时间，轻轻揉擦皮肤，至微热为止，以促进血液循环，晚间常用温水泡脚。

（3）冬季要注意对身体暴露部位的保暖，还可涂些护肤品。

（4）冬季用下霜后的茄子秆或辣椒秆煮水，洗容易冻伤的部位。

（二） 冬病夏治偏方

（1）鲜芝麻叶适量，在生过冻疮的部位来回揉搓，并将叶汁留在皮肤上 1 小时左右，然后用水洗净，每日 1 次，连续用 1 周，可以达到根治的效果。

（2）吃西瓜时，将西瓜皮适当留得厚一些，形成白中稍带红的样子，用它轻轻揉搓生过冻疮的部位，每次 3 分钟，每日 1 次，连续 1 周。

（3）生姜 60 克，捣烂，用纱布包起来搽手或脚冻疮处，每日 2 次，连续 1 周。

（4）茄子根 50 克、花椒 10 克或红辣椒 10 克，水煎，熏洗易患冻疮处，每日 1 次，每次 10～30 分钟，连续 1 周。

（5）生姜切片后，在火上烤热或煨热在患处来回搓。

（6）吃黄瓜时，用瓜蒂反复擦常发生冻疮的部位，经常坚持，可预防复发。

（三） **中医药治疗**

（1）初起可用艾叶 30 克、冬瓜皮 20 克、陈皮 20 克，水煎热熏泡，每日 1～2 次，每次 30 分钟。

（2）当归 15 克、桂枝 10 克、赤芍 10 克、细辛 6 克、通草 6 克、黄芪 10 克、红花 10 克、甘草 6 克、大枣 8 枚，加水煎服。本方可使阳气通，寒气散，气血通畅，适用于冻疮局部麻木发凉、冷痛喜暖、肤色紫暗红肿，或起水疱，发痒，灼痛，局部疼痛或麻木。

（3）金银花 30 克、玄参 15 克、当归 30 克、虎杖 15 克、黄芪 15 克、紫花地丁 30 克、薏苡仁 30 克、牡丹皮 10 克、苦参 10 克、甘草 10 克，加水煎服。适用于冻疮处红肿灼热、疼痛喜冷，或红肿灼热、水疱破溃，伴有发热者。

（4）熟地黄 24 克、山药 15 克、山茱萸 15 克、茯苓 10 克、牡丹皮 10 克、泽泻 10 克、鹿角胶 6 克、桂枝 10 克、制附子 10 克，水煎服。适用于平素四肢温度偏凉，畏寒，皮损青紫冷痛、肿胀、痒麻者。

（5）当归 60 克、红花 40 克、川椒 30 克、肉桂 60 克、细辛 15 克、干姜 30 克、樟脑 15 克，用白酒 1 000 克浸泡 7 日后，用药汁外搽患处。

（6）生姜、当归、红花、川芎各 10 克，桂枝 12 克，泡于 500 毫升白酒中，1 周后即可服用，每次饮酒 10 毫升，每日 2 次。

（7）体质虚弱者可服用中成药人参养荣丸。

（8）桑枝 100 克、桂枝 30 克、甘草 30 克、川芎 20 克、当归 20 克，水煎后熏洗，每日 2 次。冻疮溃烂者加黄连 20 克。

（四） 饮食调补

1. **活血羊肉汤** 将当归 30 克、生姜 10 克、党参 15 克、红花 10 克（布包）、羊肉 500 克，放入锅内后加入清汤，大火烧开后，改为小火慢炖，肉烂后加盐少许，即可食用。

2. **滋补鸡汤** 将黄芪 30 克、当归 20 克、枸杞子 15 克、鸡肉 500 克，放入陶瓷锅内，加入清汤大火煮沸后，撇去浮沫，改为小火煲 1 小时，加适量的盐、葱花、生姜和鸡精，即可出锅食用。

第十四节

瞬间的灾难——电击伤

一、 了解电击伤

（一） 什么是电击伤

电流通过人体后，导致机体损伤、功能障碍甚至死亡，就称为电击伤，俗称触电。通常人们遇到的电击，电压是 220～380 伏，一般低于 24 伏的电压比较安全。高压电及雷电伤后果严重，可迅速死亡。

（二） 常见原因

（1）不慎触电。

（2）雷击。

（三） 表现

1. 局部表现 可于接触电源及电流穿出部位见到"入电口"与"出电口"，入电口处的皮肤可被电火花烧伤呈焦黄色或灰褐色，甚则炭化，可深达肌肉、骨骼，可伴有较广泛的烧伤，继发出血和感染。受伤肢体可出现暂时瘫痪，极少数人可出现精神障碍、失明、耳聋。

2. 全身表现 轻度电击者可出现短暂的面色苍白、呆滞、对周围失去反应，自觉精神紧张，四肢软弱，全身无力，昏倒者多由于极度惊恐所致。严重者可出现强烈的肌肉痉挛、昏迷、瞳孔散大、呼吸心跳停止而死亡。

二、 电击伤的救助

（一） 一般常识

（1）严格用电制度，掌握安全用电基本知识。

（2）火警及台风袭击时切断电源。

（3）雷雨天气时避免在野外行走或在大树下避雨。

（二） 自救方法

（1）在触电后的最初几秒内，可用另一只空出的手迅速抓住电线的绝缘处，将电线从手中拉出，脱离触电状态。因为最初处于轻度触电状态，人的意识尚未出现障碍，神志清楚，此时正确的处理是成功解脱的关键。

（2）如果触电时电器是固定在墙上的，可用脚猛力蹬墙，同时身体向后倒，以便借助身体的重量和外力的作用摆脱电源。

（三） 正确的救助

（1）首先脱离电源，常用方法有：

1）关闭电源，切断电流：触电发生后应迅速拔去电源插座、关闭电源开关、拉开电源总闸刀。

2）切断电路：碰触被刮断在地的电线而触电时，可用带木柄的干燥斧头、铁锹等斩断电线，中断电流。

3）挑开电线：如果电线与身体连接紧密，附近又无法找到电源开关，救助者可站在干燥的木板或塑料等绝缘物上，用干燥的木棒、扁担、竹竿、手杖等绝缘物将接触人体的电线挑开。

4）拉开触电者：触电者的手部如果与电线连接紧密，无法挑开，可用干燥的木棒将触电者拨离触电处。

切记：绝不可用手直接去拉触电者，这样不仅使触电者再次充当导体增加了电流的损伤，而且使救助者自身的生命安全也受到电击的威胁。

（2）对脱离电源后呼吸、心搏骤停者应立刻进行心肺复苏。心肺复苏至少进行 4 小时，直至伤员清醒或出现尸僵、尸斑为止，不能轻易放弃抢救。

（3）在对伤员进行心肺复苏的过程中要尽快拨打"120"，与附近的医院取得联系，以便为伤员争取到更好的急救条件。对于雷电击伤的伤员也要采取相同的急救措施。

（4）出现神志昏迷不清者可针刺或指压人中、中冲等穴位。

三、 心肺复苏

心肺复苏是一种重要的急救方法，电击伤导致的心搏骤停多发生于医院外，如果能在心搏停止跳动前 4 分钟内实施初步的心肺复苏，在 8 分钟内由专业人员进一步心脏救生，急救成功的可能性最大。因此，时间就是生命，掌握初步心肺复苏技术，对触电者进行早期的院前救治，可提高救治的成功率。

《2010 美国心脏协会心肺复苏及心血管急救指南》将过去的 ABC 步骤改为 CAB，更强调及时进行心脏按压的重要性。

（一） 呼吸、 心搏骤停的判断

（1）拍摇患者并大声询问，手指甲掐压患者人中穴约 5 秒，如无反应表示意识丧失。

（2）用耳贴近患者口鼻，如未感到有气流或未看到胸部起伏，则表示已无呼吸。

（3）《2010 美国心脏协会心肺复苏及心血管急救指南》强调，成人患者无反应且没有呼吸或呼吸不正常即可认为心搏骤停。

（二）　复苏方法

1. 人工循环

（1）部位：非专业人员快速选择位置，可将手直接放在触电者胸骨中央两乳头水平部位进行心脏按压，不要过于强调胸骨下段 1/3 处，以免浪费时间，延迟心脏按压的开始时间。

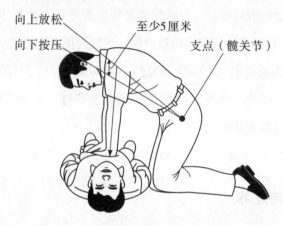

向上放松
向下按压
至少5厘米
支点（髋关节）

胸外心脏按压

（2）方法：迅速解开患者上衣衣扣。急救者一只手的掌根置于按压点，另一只手重叠其上，双肘关节与胸骨垂直，利用上身的重力快速按压胸壁；对成人按压深度为至少 5 厘米，而后迅速放松，解除压力，放松时让胸廓充分回弹，按压与放松时间大致相等，频率至少为每分钟 100 次。

a. 单人徒手心肺复苏：当只有一个急救者给患者进行心肺复苏时，应每做 30 次心脏按压，进行 2 次人工呼吸。

b. 双人心肺复苏：当有两个急救者给患者进行心肺复苏时，首先两人应呈对立位置，以便于互相交替操作，一般约 2 分钟交换一次。成人的按压通气比例仍为 30：2，即每按压心脏 30 次，人工呼吸 2 次；对于婴儿及儿童，按压通气比例为 15：2。

2. 开放气道　开放气道时，患者水平仰卧，头偏向一侧，清除口腔异物；使患者仰头抬颏。

3. 人工呼吸 在保持患者仰头抬颏前提下，施救者一手捏住患者的鼻子，然后深吸一大口气，用口包住患者口腔，迅速用力向患者口内吹气，然后放松口唇，吹气时间大约 1 秒，观察到胸部隆起即可。

（三） 注意事项

（1）口对口吹气量不宜过大，一般不超过 1 200 毫升，胸廓稍起伏即可。吹气时间不宜过长，过长会引起急性胃扩张、胃胀气和呕吐。吹气过程要注意观察患者呼吸道是否通畅，胸廓是否被吹起。

（2）胸外按压应在确认成人患者无反应且没有呼吸或不能正常呼吸之后进行。

（3）无论采取何种通气方式，在通气之前均要求开始进行心脏按压。

（4）按压的力度要适宜，过大过猛容易使胸骨骨折，引起气胸、血胸；按压的力度过轻，胸腔压力小，不足以推动血液循环。

（5）施行心肺复苏时应将患者的衣扣及裤带解松，以免引起内脏损伤。

（6）保证按压的连续性，最大限度地减少按压中断的次数和时间。

（7）复苏同时尽快与医院联系。

第十五节

皮肤不能承受之热——烫伤

孩子不小心被沸水、热粥烫伤，暖水瓶的爆炸或被打翻引起烫伤，高压锅烧煮粥时气阀失灵而造成面部蒸汽烫伤……日常生活中皮肤烫伤非常常见，尤其夏天，人们穿的衣服单薄，更易被烫伤。烫伤给人们带来了很大的痛苦，下面我们简单地了解一下烫伤的防治，便于病情能够及时得到有效的救治，减轻伤者的痛苦。

一、 了解烫伤

（一） 什么是烫伤

烫伤是指由高温液体（如沸水、热油）、高温固体（烧热的金属等）或高温蒸汽等所致的损伤。常见于儿童及高温作业人员。

（二） 简易区分烫伤轻重的方法

1. 一度烫伤　红斑性，皮肤变红，并有火辣辣的刺痛感。

2. 二度烫伤　水疱性，患处产生水疱。

3. 三度烫伤　坏死性，皮肤剥落。

简易口诀：一红、二疱、三死（皮肤坏死）。

二、 烫伤的防治

（一） 预防

（1）把暖水瓶、盛有热粥的锅或热油等放置在未成年人不能触及的位置。

（2）强酸、强碱溶液等化学物质，应加封后保存在儿童接触不到的地方，不要与饮料或食品放在一起，以免孩子误食。

（3）加强未成年人安全教育，教给未成年人安全的基本常识，如暖水瓶的正确使用方法、洗澡时要先用手试一下水温，喝粥时要先小口尝一下粥的热度，吃饭时不要嬉戏以免热粥溅到身上等。

（二） 治疗

1. 治疗原则

（1）冷却治疗：立即用冷水冲洗，不要急于脱掉贴身衣服，可等冷却后再小心地将贴身衣服脱去，以免撕破烫伤后形成的水疱。冷水冲洗有止痛、减少渗出和肿胀的作用，从而避免或减少水疱形成。一般冲洗30

分钟以上，停止冲洗时不感到疼痛即可。一般来说，冷水冲洗开始的时间越早，水温越低，效果越好，但水温不宜低于 5 ℃；一般水温控制在 20 ℃左右为宜。切忌用冰水冲洗，以免引起冻伤。

（2）大面积烫伤或严重的烫伤经家庭一般应急处理后，应立即送往医院进行治疗。

2. 注意事项

（1）烫伤后忌用紫药水或红汞涂搽，以免影响观察创面的变化；禁涂牙膏、酱油，以免影响医生对烧伤程度的判断及给患者增加不必要的痛苦。

（2）严重的烫伤在家冷水冲洗后应立即送医院治疗，不要在家中治疗。

（3）冷却治疗应在烧烫伤后立刻开始，超过 5 分钟只能起止痛作用，不能避免或减少水疱的形成。因为未开始冷却治疗时，烧烫的余热还在继续损伤肌肤。

（4）如果烫伤部位不是四肢，不能直接将伤处浸泡在水中进行冷却治疗时，可将受伤部位用毛巾包好，再在毛巾上不停浇水；或用干毛巾包住冰块后冷敷烫伤部位，效果更佳，但不要将冰块直接与皮肤接触。

（5）如果烫伤部位穿着衣裤或鞋袜，不要急于脱去，否则会使表皮随同衣裤、鞋袜一起被剥脱，这样不但会增加患者的痛苦，还容易导致感染，延长病程。

（6）如果烫伤处已经起水疱并溃破，不可冷水浸泡，以防感染。

（7）对三度烧烫伤者，应立即用清洁的被单或衣服简单包扎，避免污染和再次损伤，创伤面不要涂擦药物，保持清洁，迅速送医院治疗。

（8）烫伤后出现口渴者，应少量喝淡盐水，不能大量喝白开水；休克患者，早期 24 小时应严格限制饮水。

（9）皮肤上起的水疱不要撕破。有条件者可在水疱底部用无菌针扎个小孔，把水疱中的水慢慢排出，尽量保持皮肤的完整性。

（10）一般二度、三度烫伤后，需要常规注射破伤风抗毒素，预防破伤风的发生。

在清洗患处后，如果水疱没破，千万不要挑破水疱，因为破损的皮肤可能会引起感染；如果是手、脚烫伤，可将患肢抬起，使其高于心脏；如果是眼睛受伤，应先用水清洗 5 分钟，然后立即送去医院，千万不要随便涂抹其他药品，以免使损伤更严重。

3. 偏方

（1）用淡盐水轻轻涂于灼伤处，可以消炎。

（2）芙蓉叶：将鲜芙蓉叶捣汁，加香油调匀敷于患处。有凉血、解毒、消肿、止痛等功效。可治烫伤、大小痈疽、肿毒恶疮。

（3）鸡蛋清、蜂蜜或香油，混合调匀涂敷在受伤处，有消炎、止痛作用。

（4）切几片生梨，贴于烫伤处，有收敛、止痛作用。

（5）小儿烫伤后，可用黑豆适量加水煮浓汁，涂擦伤处。

（6）轻度烫伤，可将干废茶叶渣在火上焙微焦后研细，用芝麻油调成糊状，涂抹伤处，能消肿止痛。

（7）皮肤被油或开水烫伤后，可用植物油（如麻油，即芝麻油）直接涂于创面，皮肤未破者，一般 5 分钟即可止痛。

（8）用金霉素眼膏涂在患处，数分钟可消肿止痛。

（9）烫伤后，马上抹些肥皂，可暂时消肿止痛。

（10）鳖甲 1 个，烧灰或加冰片少许研细，用麻油调和，涂搽创面，每日 3 次即可。

（11）水疱没有破损的小面积烫伤，可以抓一些活地龙，清洗干净其上面的泥土，用白糖使之化成糖水，用棉签蘸取涂抹于伤口上。可止痛并有一定疗效。

（12）热油烫伤：切生马铃薯片敷在患处，热了再换新的马铃薯片，可以消肿止痛，并减少色素沉着。

（13）硫酸烫伤，如果是浓硫酸，需要立即用布擦去，然后再用冷水冲洗，切不可直接用水冲洗，否则会加重伤势。

（14）用鸡蛋黄的油涂抹创面：将熟蛋黄放在锅内炒，至蛋黄油渗出时用铲压挤取油，放凉后涂抹创面。

（15）桐籽油：将漓江桐油轻涂在患处。

（16）中药粉敷创面：虎杖、地榆、大黄等量，研成细粉，麻油调敷。也可用枯矾 15 克、花椒 30 克，炒至黄褐色时研成细末，再加冰片 3 克混匀，用麻油调涂创面。

4. 饮食原则

（1）烫伤早期患者的胃肠功能差，应进食少渣、易消化食物，如稠米粥、绿豆水、梨汁、蜂蜜水等。感染期和恢复期应给予高蛋白、高维生素食物，可给予蒸鸡蛋、鸡汤等。

（2）忌食能引起胀气的和刺激性的食物，如辣椒、姜、蒜、韭菜、芹菜、茴香、洋葱、羊肉等。

对于生活中的小烫伤来说，上述方法是可以立刻自己应用的，但对于特殊原因的烫伤或非常严重的烫伤，如面积很大（成人超过自己 15 个手掌面积的大小，小儿超过自己 5 个手掌面积的大小）、休克、昏迷等，应该及时送医院救治。

第十六节

滥用维生素的危害

经常见到很多人服用维生素，但其实很多人体内并不缺少维生素。这种"没病乱吃药"的情况不仅浪费钱财，而且还可能对身体造成危害。出现这种现象可能与人们的工作压力大，生活节奏快，对健康的渴求重视程度增加有关。加之媒体过度宣传维生素对人体的好处，让很多人误以为补充维生素多多益善，甚至有人错误地认为多服无害，还可以起到防病治病的作用。其实，对于健康人而言，只需通过正常的一日三餐就可以基本满足各种维生素需求。服用维生素不仅不会带来太多好处，反而可能产生一些不良反应。美国研究人员分析研究后得出结论：维生素 A 和维生素 E 并不能延缓衰老，反而会使人寿命缩短。另有研究显示，这两种维生素可能与癌症风险增加有关。只有一些特殊人群如老年人和孕妇才需要服用药物来补充维生素。

一、 了解滥用维生素的危害

1. 滥用维生素 A 的不良反应

（1）毒性反应：维生素 A 一般剂量无毒性反应，但如果成人一次剂量在 100 万单位以上，儿童剂量在 30 万单位以上，即可引起急性中毒。每日 10 万单位连用 6 个月以上，可引起慢性中毒。慢性中毒者早期可出现疲倦乏力、精神萎靡、烦躁或嗜睡、食欲缺乏、呕吐、腹泻、低热、多汗、感觉过敏、眼球震颤、复视。

（2）骨骼系统：转移性骨痛伴有软组织肿胀压痛而无红、热，以长骨和四肢多见。还可引起骨膜增殖性改变、骨质增生性改变、骨质增厚、早期骨化关节炎、枕后部肿痛。

（3）神经系统：颅内压增高、脑脊液压力增高、头痛。

（4）皮肤黏膜：皮肤干燥、粗糙，毛发干枯、稀少或脱落，皮脂溢出样皮疹、色素沉着，全身散在斑丘疹、脱屑、严重瘙痒，唇和口角皲裂出血，鼻出血。

（5）消化系统：氨基转移酶（转氨酶）轻度升高，脾大伴门静脉高压和硬化，肝活检显示整个肝实质混合性炎细胞增多，肝脂肪储存增多。

（6）泌尿系统：多尿、尿急、尿频及高尿酸血症。

（7）其他：淋巴结肿大、血脂增高、凝血酶原不足、低血红蛋白性贫血、白细胞减少、局限性小肠炎、角膜混浊等。持久负钙平衡，钙沉积于心肌、肾、肝、肺和动脉，软组织钙化，同时伴有高钙血症。

2. 滥用 B 族维生素的不良反应

（1）大量服用，会引起头痛、眼花、烦躁、心律失常、水肿和神经衰弱。

（2）临床妇女大量使用维生素 B_1 可引起出血不止。

（3）维生素 B_6 可用于治疗妊娠呕吐，但服用大量维生素 B_6，可致新生儿产生维生素 B_6 依赖综合征。

3. 滥用维生素 C 的不良反应　维生素 C 的治疗作用非常广泛，因此滥用的情况也比较严重。常见不良反应如下。

（1）腹泻：每日服用 1～4 克维生素 C，会使小肠蠕动加速，出现腹痛、腹泻等症状。

（2）胃出血：长期大量服用维生素 C，会出现恶心、呕吐等症状。同时，由于胃酸分泌增多，加重胃及十二指肠溃疡病情，严重者还可酿成胃黏膜充血、水肿，而导致胃出血。

（3）贫血：长期大量服用维生素 C，可减少肠对维生素 B_{12} 的吸收，加重巨幼细胞贫血患者的病情。若为先天性缺乏葡萄糖-6-磷酸脱氢酶者，每日服用维生素 C 超过 5 克时，会促使红细胞破裂，发生溶血现象而产生贫血，严重者可危及生命。

（4）痛风：痛风是由于体内嘌呤代谢发生紊乱引起的一种疾病，主要表现为血中尿酸浓度过高，致使关节、结缔组织和肾脏等处发生一系列症状。而大量服用维生素 C，可引起尿酸剧增，诱发痛风。

（5）婴儿消化不良：哺育期的婴儿大量服用维生素 C，可出现哭闹不安、不眠、消化不良等症。

（6）不孕症：育龄妇女长期大量服用维生素 C（每日服剂量大于 2 克），会使生育能力降低。

4. 维生素 D 的不良反应　长期服用可出现中毒，常见中毒表现如下。

（1）消化系统：食欲缺乏、恶心、呕吐、腹泻、阵发性腹痛、肝脾大、胃及十二指肠溃疡、便秘及急性胰腺炎等。

（2）神经系统：精神萎靡、烦躁、失眠、幻觉、半夜哭醒、抑郁或昏睡、多汗、抽搐、意识障碍、肌张力下降及运动障碍等。

（3）泌尿系统：因钙质在肾脏内沉积而引起，可出现钙化性肾功能不全、肾结石，肾小管钙化、纤维化。由于肾小管坏死、基底膜增厚可导致水肿、血尿、蛋白尿、尿频、尿白细胞增多、管型尿，严重者可引起肾衰竭及高血压。

（4）心血管系统：心肌及血管壁钙化、心电图 ST 段抬高（电解质平衡失调）、血中尿素氮及碱性磷酸酶增高、心血管钙化、血钙增高，严重者可发生心力衰竭。

（5）孕妇长期服用维生素 D 可致胎儿血钙增高及出生后智力下降，肾、肺小动脉狭窄。

（6）其他：如乏力、易疲惫、消瘦、皮肤及黏膜干燥、体重下降、易感染和发热等，亦可引起过敏反应。骨骼 X 线检查可见长骨干骺端阴影增厚、增高，骨皮质增厚、肘关节钙盐沉着。慢性中毒主要是使脏器或软组织钙化，如角膜、肾、关节周围、血管及软骨钙化。

5. 滥用维生素 E 的不良反应　长期服用大量维生素 E（每日量 400～800 毫克），可引起视物模糊、乳腺增生、腹泻、头晕、流感样综合征、头痛、恶心、胃痉挛、乏力。长期服用超量（每日量 > 800 毫克），对维生素 K 缺乏患者可引起出血倾向，改变内分泌代谢（甲状腺、垂体和肾上腺），改变免疫机制，影响性功能，并有出现血栓性静脉炎或栓塞的危险。

二、维生素的应用

一般人体只要能够正常进食，都不缺维生素。用天然食物补充天然维生素，是最合理、最科学的补充方式。

（一）　常见维生素缺乏导致的疾病及其食补方法

1. 维生素 A

（1）缺乏所致疾病或症状：夜盲、角膜炎。

（2）食疗：牛奶、鸡蛋、胡萝卜、蔬菜叶、鱼肝油等。

2. B 族维生素

（1）维生素 B_1：

1）缺乏所致疾病：脚气病、神经失调。

2）食疗：肉类、酵母、带荚的果实、谷类。

（2）维生素 B_2：

1）缺乏所致疾病：皮肤病、神经失调。

2）食疗：肉类、牛奶。

（3）维生素 B_5：

1）缺乏所致症状：易怒、痉挛。

2）食疗：肝、酵母、谷类。

3. 维生素 C

（1）缺乏所致疾病：坏血病。

（2）食疗：柠檬、水果、青椒、白菜、马铃薯。

4. 维生素 D

（1）缺乏所致疾病：佝偻病、软骨病。

（2）食疗：鱼肝油等。

5. 维生素 E

（1）缺乏所致疾病：不育、肌肉营养不良。

（2）食疗：植物油、坚果、瘦肉、蛋等。

（二）　如何正确服用维生素

（1）维生素应该饭后服用，因为饭后服用能使维生素吸收更完全。

（2）维生素 B_{12} 和维生素 C 不能同时服用，因为同时服用可使维生素

B_{12} 的功效降低，药效大减。两者应相隔 2~3 小时服用。

（3）维生素 D_2、维生素 AD（鱼肝油丸）适宜于饭后 15 分钟左右服用，并要进食油脂性食物（油条、猪肉等），以利于该药的溶解、吸收。

（4）使用维生素应区分治疗性用药和补充摄入量不足的预防性用药，严格掌握剂量和疗程，合理使用，避免因滥用维生素造成的危害。

第十七节

肥胖也是病

在我国，随着人们生活水平的提高和饮食结构的变化，肥胖病的发病率也有逐年增高的趋势，特别是女性肥胖病明显多于男性，占已婚育龄妇女的20%以上，无论是国内还是国外，肥胖病都已成为当前最广泛的严重威胁人类健康的疾病之一。肥胖不仅影响工作、生活、美观，更重要的是对人体健康有一定的危害性。现今，已证实在肥胖人群中糖尿病、冠心病、高血压、胆石症及痛风等疾病的发病率明显高于非超重者。近年来，随着人民生活水平的提高和寿命延长，肥胖患者日益增多，肥胖病的防治工作也愈加受到重视。

一、了解肥胖

肥胖是指由于食物摄取过多或机体代谢的改变而导致体内脂肪积聚，造成体重过度增长，并引起人体病理、生理改变；是由于机体能量摄入长期超过消耗量，造成的一种疾病症状。通俗地讲，肥胖就是体内脂肪积聚过多。医学界认为，如果一个人每日摄入的能量大于机体的消耗量，多余的能量就可能会以脂肪的形式储存在体内，久之，这个人的体重就可能超过正常的体重标准。

怎样才算是肥胖呢？有一个计算标准体重（千克）的粗略方法：男性为［身高（厘米）−80］×0.7，女性为［身高（厘米）−70］×0.6，儿童为年龄×2+8。当一个人的体重超过标准体重10%时，称为超重；超出20%，称为轻度肥胖；超出30%，称为中度肥胖；超出50%以上，称为重度肥胖。

目前认为，当一个人的体重超过标准体重的20%以上，或身体质量指数（简称体重指数，BMI）>25千克/米^{2}时，就称为肥胖病。世界卫生组织公布的计算BMI公式为：BMI=体重（千克）/身高^2（米^2）。

（一） 肥胖分类

依据患者有无明显的内分泌与代谢性疾病的病因，将肥胖分为以下几类。

1. **单纯性肥胖** 是最常见的一种。90%以上肥胖者都属于这一类型。这类人群脂肪分布比较均匀，有家族肥胖史或本人有婴幼儿时期肥胖史。这类肥胖主要是由营养过度和遗传因素所引起。

2. **继发性肥胖** 是一种疾病状态，是由内分泌、代谢障碍及遗传性疾病引起体内新陈代谢紊乱而导致的肥胖。仔细检查就可以发现患者除了肥胖之外还有其他系统的疾病。这种肥胖患者如果原发疾病得不到有效治疗，肥胖症状往往也不能得到明显改变，因此治疗继发性肥胖主要以治疗原发疾病为主，而不仅仅是简单的饮食控制。

3. **药源性肥胖** 是为了治疗疾病的需要，长期使用某些可以引起肥胖的药物而引起的肥胖。例如，在为患者治疗支气管哮喘或类风湿关节炎等病时，长期使用肾上腺皮质激素（泼尼松、地塞米松）。按道理说，当停止使用此类药物后，肥胖应该会逐渐消失。可遗憾的是，许多患者停药后可能发展为"顽固性肥胖"，也有人将药源性肥胖归入继发性肥胖的范围。

（二） 病因与发病机制

1. 遗传因素 单纯性肥胖者多有家族史。常常父母肥胖，子女也出现肥胖。有人统计，父亲或母亲仅一方肥胖时，子女肥胖率约为40%；父母都肥胖，子女肥胖率约为60%。遗传因素造成的肥胖常自幼发胖。

2. 饮食因素 当饮食中热量摄入过多，尤其高脂肪或高糖饮食可导致脂肪堆积。有人对2 319名20岁以上人群进行调查，相对进食丰盛的人群，肥胖发生率高达60%；食品厂、啤酒厂的工人肥胖发生率高达44%，而一般工人仅有15%。有人统计381名肥胖者，以饮食不合理为肥胖原因者占有54.3%，说明饮食不合理为肥胖的重要因素。

3. 活动与运动因素 运动是消耗能量的主要方式。通常情况下，运动少，能量消耗就少。未消耗的能量以脂肪的形式储存于全身脂肪库中。散步、跑步所消耗的能量与静坐时比较有明显差异。因此，活动量的减少也是导致肥胖的因素之一。有人统计381名肥胖者，以不运动、贪睡为肥胖原因者最多，占68.8%。

4. 神经精神因素 实验及临床中证实下丘脑在高级神经调节下有调节食欲的中枢，食欲中枢功能受制于精神状态，迷走神经兴奋而胰岛素分泌增多时，常出现食欲亢进；精神过度紧张而交感神经兴奋或肾上腺素能神经受刺激时，食欲受抑制。

5. 代谢因素 肥胖者合成代谢亢进，与正常人相比有着显著差别。特别是脂肪合成增加而分解减少，在休息和活动时能量消耗均较一般人为少。此外，肥胖者对环境温度变化的应激反应低下，所以肥胖者用于产热的能量消耗减少，把多余的能量以脂肪形式储存起来，形成和维持肥胖。

6. 内分泌因素 肥胖者胰岛素分泌偏多，促进脂肪合成，抑制脂肪分解；另外，肥胖者又存在胰岛素抵抗，也促进脂肪合成。进食过多可通过对小肠的刺激产生过多的肠抑胃肽，同样促进脂肪合成。有人统计，产后妇女肥胖占女性肥胖的67.3%，说明体内激素的变化与肥胖有一定的

防患于未然的点点滴滴

关系。

（三） 中医对肥胖的认识

中医对肥胖的认识在古医籍中早有记载，称之为"肉人""肥人"，发生原因与"湿、痰、虚"有关。例如，《黄帝内经》中有多篇章节都谈到肥胖问题。《素问·通评虚实论》曰："肥贵人，则膏粱之疾也"。《素问·奇病论》谓："此人必数食甘美而多肥也，肥者，令人内热，甘者令人中满"。《灵枢·逆顺肥瘦》云："广肩腋，项肉薄……其为人也，贪于取与"，对肥胖的表现进行了详细的描述，指出肥胖者有三个特点：身形肥胖，多脂、皮厚，气血运行缓慢。这些论述在今天看来仍有一定指导意义，并与现代医学的观点有相似之处。后世又有"大抵禀素之盛，从无所苦，惟是湿痰颇多"（陈修园），"肥人多痰而经阻，气不运也"（汪昂）之说。这些都为中医认识肥胖奠定了理论基础。肥胖的病因可大致归纳为六个方面。

1. **先天禀赋** 肥胖者因个体差异所致，是先天禀赋所决定的。相当多的肥胖者有一定的家族倾向，父母肥胖者，其子女肥胖者亦较多。

2. **过食肥甘，膏粱厚味** 不正确的饮食习惯，如吃肥甘厚味的美食过量，影响脾的运化，水谷精微不能化成精气，膏脂痰浊蓄积体内，遂成肥胖。

3. **情志因素** 中医认为，肝主疏泄，喜条达。如果长期精神抑郁，则肝气郁结，以致气结痰凝或肝失疏泄，脾胃失和，痰湿内生，肥胖形成。

4. **久坐久卧，缺少劳作** 久卧久坐，伤及气血，使脾气运化无力，脾虚胃实则能食而不消化致腹满不适，宿食停积，大便秘结。脾虚湿滞者，脾称湿土，脾虚脾气不布，湿邪滞留，痰湿内生。故食滞或痰湿不运而生肥胖。

5. **其他疾病** 中医认识到肥胖可以是单独的一个病，也可以是他病的一个证。

6. 性别　肥胖者，女性多于男性；女性中，经产妇女或绝经后的妇女肥胖者较多。多因女性情志不舒，导致肝郁气滞，疏泄失常，冲任失调，月经不能应期而至，继而影响内分泌，导致肥胖。

（四）肥胖的危害

1. 一般危害　体重超过标准 10%～20%，一般没有明显自觉症状。中、重度肥胖者上楼时感觉气促，体力劳动易疲劳，怕热多汗，呼吸短促，下肢有轻重不等的水肿。有的日常生活，特别是饱餐后，腹部膨胀，不能弯腰前屈。负重关节易出现退行性变，可有酸痛。脊柱长期负荷过重，可发生增生性脊椎骨关节炎，表现为腰痛及腿痛。皮肤可有紫纹，分布于臀部外侧、大腿内侧及下腹部。由于多汗，皮肤出现褶皱糜烂、皮炎及皮癣。

2. 通气不良综合征　肥胖者因腹腔、纵隔、胸壁和心脏周围大量脂肪堆积而严重影响呼吸和循环功能，肺泡换气不足，出现二氧化碳潴留症状，可有头痛、头昏、心悸、多汗、乏力、腹胀、下肢水肿等症状。长期处于通气不良状态下，可导致慢性肺心病和心力衰竭。

3. 心血管系统症状　2010 年全国高血压日的主题是"健康体重，健康血压"。随着体重的增加，高血压、代谢综合征等疾病随之增加。有科学实验显示，体重超标者每减少 1 千克体重，血压就会下降 1 毫米汞柱。如果改变生活方式，控制体重，一些肥胖者的高血压是可以治愈和消失的。

4. 消化系统症状　肥胖患者可出现食欲亢进，便秘、腹胀等表现，25%～58% 肥胖者有不同程度的脂肪肝；约 10% 肥胖者，尤其是妇女有夜食综合征，即夜间食欲旺盛、失眠、白天厌食；伴有胆石症的肥胖者，有慢性消化不良和胆绞痛发作。

5. 糖代谢紊乱　肥胖者多有内分泌系统代谢异常，以胰岛素代谢异常最为突出，是诱发糖尿病、动脉粥样硬化、冠心病、胆石症等并发症的原因。同时又是使肥胖不断升级的重要内在因素。

6. **激素代谢紊乱**　肥胖者性激素的改变也极为显著。男性雄激素明显减少而雌激素显著增多，男性面部皮肤变得细腻，性功能轻度低下。重度肥胖的女性，雄、雌激素增高，使青春期少女月经初潮年龄提早，成年女性卵巢功能异常，出现闭经、不孕或月经稀少，还可刺激乳腺和子宫异常增生，特别是绝经后，子宫内膜癌和乳腺癌发病率要高于体重正常者。

二、 肥胖的防治

（一） 预防

1. **生活规律**　为预防肥胖，养成良好的生活规律是很有必要的，如合理的饮食、适量的运动、充足的睡眠等。清晨人体释放的维持生命活动的能量比其他时间要多，无论性别、年龄、季节都是如此，但大多数人此时都在睡梦中，结果只有一部分能量被身体用来维持心脏、大脑、肝脏、肠和其他器官的活动，而不是用于肌肉组织的工作。如在清晨起床参加适当的运动锻炼，对肥胖的防治大有益处。

2. **心情舒畅**　个人情绪等心理因素与人们的肥胖程度密切相关。芬兰科学院营养、食品与健康项目组研究人员对 500 多名调查对象的生活、饮食习惯、心理和社会因素问卷调查结果进行分析后发现，情绪是影响人们进食的关键因素。无论男女，情绪化进食均易导致肥胖，而这种现象在女性中显得更为普遍。研究还发现，心情抑郁时更容易情绪化进食，且更难坚持体育锻炼，因此更易导致肥胖。

3. **饮食清淡**

（1）想要避免肥胖，应采取合理的饮食营养方法，尽量做到饮食定时定量、少甜食、多素食、少零食。

（2）丹麦科学家发现严格控制饮食不如控制饮食中低脂肪的食物更能巩固减肥效果，说明了低脂饮食减肥效果比严格控制饮食效果好。

（3）喝足够多的水。充足的饮水能加速体内水的排泄，消除水的滞留。白开水、茶水和矿泉水是减肥者理想的饮料。

4. 加强运动　主要选取耐力型运动，如步行、慢跑、骑自行车、游泳、球类运动、做体操、跳舞等。这些运动能提高体内有氧代谢，又称有氧运动。运动不用太剧烈，持续的时间应久一些。运动时间越长，脂肪动用就越多，同时也可消耗掉多余的糖类，防止其转化为脂肪，以消耗多余的能量，最终达到减肥的目的。经常参加慢跑、爬山、打拳等户外运动，既能增强体质，使体形健美，又能预防肥胖的发生。

5. 提高认识

（1）充分认识肥胖对人体的危害，了解婴幼儿、青春期、妊娠期、更年期、老年期各年龄阶段容易发胖的知识及预防方法。

（2）对于继发性肥胖者的防治，关键在于根除病因。单纯性肥胖可以通过饮食、运动、中医药等多种方法进行防治。

（二）　饮食疗法

（1）限制饮食时必须照顾人体的基本营养及日常代谢的所需，使体重逐步降低。最初，只要求控制体重速增。然后，可使体重渐降，至超过正常体重范围的10%左右时，即不需要再限制饮食。

（2）设法满足食欲，避免饥饿感。应选热量少而体积大的食物，如芹菜、笋、萝卜等。必要时可在两餐之间供给热量少的点心，如不加糖的果冻、烤面包片、酸奶或苏打饼干等。

（3）蛋白质是构成肌肉的主要成分，是肌肉的基础物质。蛋白质食物能满足食欲，又有其特殊动力作用。饮食中可以多一些鸡蛋、牛奶、肉、豆腐这些优质蛋白食品，谷类中燕麦蛋白质含量也很高。

（4）碳水化合物是人体热量的主要来源，对体内脂肪及蛋白质的代谢皆有帮助，可作为主要食品。但应尽量选择含糖量少的主食。

（5）脂肪供给热量特别多，应予限制。例如，油煎食物、厚味油脂及各种甜食，均应少吃或不吃。

（6）总热量必须减少。在一定热量限制内，尽量选择饱腹感强的食物，如低盐、低糖、低脂肪和纤维丰富的食物。

（7）维生素及矿物质应当保证供给。

（8）根据以上原则，在保证正常膳食结构和一定热量的前提下安排自己的食谱。在人体每日摄入的各种营养元素中，应有维持生命必需的碳水化合物和维生素。相比其他食物，蛋白质能带来更多的饱腹感。所以，蛋白质也是一日食谱非常重要的组成部分。例如，为了能少吃点东西，适当食用一些肉类是减肥中很重要的一部分。这就给很多不能承受节食痛苦，又想尽快减轻体重的人提供了一个好方法。只有在最少的热量下吃饱，才是真正迈出了减肥的第一步。

（三）　**运动疗法**

体育锻炼（运动疗法）是肥胖者减肥治疗的重要方法之一。运动减肥的原理就在于身体的消耗量大于补充量。运动疗法和饮食疗法一样也是肥胖的基础治疗。在肥胖的治疗措施中，饮食疗法是第一位的，运动疗法是饮食疗法的辅助手段，两者相辅相成。

对于每一个正常人来说，单纯依靠节食来减肥，效果不长久；单纯进行体育锻炼（即使运动量很大），而不去控制饮食，也很难使体重明显下降，更何况肥胖者自身的体质已经限制他们从事大运动量的运动。所以，正确的方法是通过运动和饮食控制的综合方法来控制体重。因此，有人把饮食疗法和运动疗法形容为"治疗肥胖的两个车轮，缺一不可"。

要想取得良好的减肥效果，就要注意运动减肥的科学方法。选择运动疗法要先易后难，先小运动量后大运动量，先耐力型后力量型。

1. **先易后难**　是指先进行简单运动，如散步、上下楼梯、从事家务劳动、腹部按摩等，逐渐进行慢跑、骑自行车、划船，继而举哑铃、做仰卧起坐、游泳、登山郊游等。

2. **先小运动量后大运动量**　开始进行运动时量要小，每日早、中、晚各进行15分钟，继而延长至30分钟，乃至1小时。工作繁忙又不愿外出的人，可以利用家庭或工作环境加以活动，如扫地、搬椅子、上下楼梯等。

轻、中度肥胖者每日坚持散步、慢跑是最佳的选择。起初以每小时 5 千米的速度为宜，逐渐增加到 7 千米左右。重度肥胖，体力差或并发冠心病、高血压者可采用步行、上下楼梯的方法，距离和时间可逐渐延长。

3. 先耐力型后力量型　怕累是肥胖者进行运动的最大障碍，培养耐力非常重要。能够提高耐力的运动有步行、慢跑、爬坡、骑自行车、划船、做广播操、打太极拳、练八段锦等。

经过半年左右的耐力型运动后，可改为力量型运动，加强肌肉力量的训练，达到消耗脂肪的目的。

体质较好者，减少腹部脂肪可做仰卧抬腿、仰卧起坐、腹部机械按摩等；减少腰背及臀部的脂肪可做直立弯腰或仰卧上身和腿同时向上抬起的船形运动等；减少胸部及肩部的脂肪可做不同重量的哑铃抬举运动；体质弱者可做广播体操、打太极拳、快速步行，能使全身肌肉都参加运动。

（四）　中医药疗法

1. 针灸疗法

（1）作用：针灸在治疗肥胖方面，主要有以下几个作用。

1）对于体内水和湿气太重的肥胖者而言，通过针灸可疏通经络，气机畅达，从而达到消除水湿的作用。

2）一些肥胖者是由于胃酸分泌过多，因而饥饿感强烈，一直都有想吃东西的冲动，这类肥胖者也就是一般所说的"胃火旺"，针灸有调理脾胃功能，可降低或抑制肥胖者亢进的食欲，从而减少食量，避免过量进食。

3）另一些肥胖者是由于习惯性便秘，针灸可达到通便的效果，从而加快机体的代谢。

4）更年期妇女由于内分泌失调，活动量少，很容易致胖。这时候如果再在饮食上不严加控制，易堆积脂肪，造成肥胖。同时，一些肥胖者的肠胃消化吸收功能过于亢进，针灸治疗可以促进新陈代谢，从而达到减肥效果。

（2）选穴：针灸治疗肥胖，可根据患者的不同病情，选用不同的穴位。

1）肝阳上亢型：表现为性情急躁、眩晕头痛、舌红脉弦等；治以平肝潜阳。取耳穴：神门、肾；取体穴：侠溪、行间、曲池。

2）脾虚湿困型：表现为脘腹胀闷、肢体困重、小便赤短、苔腻脉濡等；治以化湿和中。取耳穴：脾、肾；取体穴：中脘、水道、脾俞等。

3）脾肾阳虚型：表现为腰酸腿软、阳痿阴寒、乏力肢肿、舌淡脉细等；治以温补脾肾。取耳穴：肾、脾；取体穴：脾俞、肾俞、太白（灸）等。

4）肠燥便结型：表现为便干便秘、脘腹胀满、舌苔黄腻、脉象弦紧等；治以润肠通便。取耳穴：大肠、肺、三焦；取体穴：曲池、天枢、支沟等。

5）肺脾气虚型：表现为脘腹胀满、头晕乏力、尿少肢肿、舌淡脉濡等；治以补脾、养肺、益气。取耳穴：脾、肺；取体穴：肺俞、脾俞、太白（灸）等。

6）胃中蕴热型：表现为消谷善饥、口渴喜饮、舌苔微黄、脉多滑数等；治以清胃泻热。取耳穴：外鼻、肺；取体穴：内庭、曲池、上巨虚等。

用针灸治疗肥胖还应随症加减：对于食欲亢进者，取耳穴时，加外鼻，取体穴时，加内庭；对于便秘者，取耳穴时，加大肠，取体穴时加支沟、天枢；对于自幼肥胖者，取耳穴时，加肾，取体穴时，加肾俞、三阴交；对于月经不调者，取耳穴时，加肾、内分泌，取体穴时，加血海、地机；对于产后肥胖者，取耳穴时，加内分泌，取体穴时，加石门、曲泉。

针刺手法：针刺减肥与针刺手法有关。将浅刺作为补法，深刺作为泻法，针刺减肥多用泻法，尤其是腹部穴，针刺采用泻法后（或配合使用电针后），会有针刺处发热舒服的感觉。在穴位刺激方法上，最常用且颇受患者欢迎的是体针，其主要通过抑制亢进的胃肠消化吸收功能，减少能量的摄入；同时促进能量代谢，增加能量的消耗，促进体内脂肪的动员及分解。

2. 中医辨证治疗　辨证分型一般把肥胖分为脾虚湿阻、胃热湿阻、肝郁气滞、气滞血瘀、痰浊中阻、脾肾阳虚、阴虚内热等七型。

（1）脾虚湿阻：证见肥胖、水肿、易疲乏、无力、肢体困重、尿少、腹满、舌质淡红、苔薄腻、脉沉细或细滑。治以健脾利湿。方选防己黄芪汤合苓桂术甘汤加减。伴水肿者加泽泻、车前草以渗水利湿；乏力明显者加党参补气；腹胀而满者加厚朴、枳壳以理气散结；纳差者加佛手、山楂理气开胃。

（2）胃热湿阻：证见肥胖、头胀、易饥饿、身体困重、口渴喜饮、大便秘结、舌质红、苔腻微黄、脉滑或数。治以清热利湿。方选防风通圣散加减。加决明子清热通便、降脂减肥。头胀明显者加野菊花，口渴者加荷叶。

（3）肝郁气滞：证见肥胖、两肋下胀、胃胀、月经不调、失眠多梦、精神抑郁或烦急易怒；亦可伴有大便不畅、舌淡红或偏红、苔白或薄腻、脉弦细。治以疏肝理气。方选大柴胡汤加减。气郁重者选加香附、郁金、川芎；腹胀重者加茯苓；月经错后或闭经者，选加桃仁、川芎、当归；失眠多梦突出者加白薇、何首乌、酸枣仁。

（4）气滞血瘀：证见肥胖，胸胁疼痛、疼痛固定，腹胀，月经不调或闭经，经血色暗有块，舌质紫暗或有瘀斑瘀点，苔薄，脉弦或弦涩。治以理气活血。方选桃红四物汤加味。月经错后或闭经者改白芍为赤芍，选加益母草；痛经者可加延胡索理气活血止痛，加甘草配白芍以缓急。

（5）痰浊中阻：证见肥胖，头晕头胀，头重如裹，昏昏欲睡，口黏或甜，胸满，腹胀，肢体困重、动则更著，大便不爽，舌淡，苔白腻或黄腻，脉滑。治以化痰祛湿。方选温胆汤加减。头晕胀重，昏昏欲睡较重者可加藿香、佩兰、石菖蒲；食欲亢进者加黄芩；怕冷者加桂枝；乏力明显者加生黄芪。

（6）脾肾阳虚：证见肥胖、畏寒肢冷、疲乏无力、腰膝酸软、面目水肿、腹胀便溏、舌淡苔薄或薄腻、脉沉细无力。治以温肾健脾。方选真武汤合防己黄芪汤加减。腰膝酸软明显者可加牛膝；动则气喘者可重用黄芪，加泽泻；便溏腹胀突出者加佛手。

（7）阴虚内热：证见肥胖、头昏眼花、头胀头痛、腰膝酸软、五心烦热、低热、舌红苔少或无苔、脉细数微弦。治以滋阴清热。方选一贯煎加减。热象明显者可加黄柏、知母；气滞明显者可加枳壳、山楂。

3. 推拿按摩　中医循经推拿按摩减肥法，由于减肥效果显著，整个过程安全、舒适，逐渐被患者接受。最近几年已作为中外文化交流的项目，进入欧、美、非洲各国，受到外国肥胖者的欢迎。

推拿按摩减肥法是运用中医传统的推拿手法，循患者经络走向重点刺激某些穴位，对体内脂肪代谢进行调节，并有效地消除饥饿感和疲劳感，控制食量，使食量明显减少，过剩的体内脂肪逐渐消耗而达到减肥的目的，是不依靠任何药物的纯自然疗法。

有临床资料表明，部分接受测试的肥胖者，在接受本法治疗后，白细胞计数增加，空腹血糖有轻微上升（在正常范围内）。这就是患者没有难耐的饥饿感和疲劳感的原因之一。由于手法调节使患者处于无饥饿状态，但不厌食，不影响味觉的满足，这样就使患者既很容易地把食量控制在极低水平，又能保证蛋白质、矿物质和维生素等基本营养的摄入，整个减肥过程感觉自然而舒适。

此外，从临床实践观察到，肥胖合并有高血压、糖尿病等疾病的病人，经推拿手法减肥后，其并发的疾病也有不同程度的改善。由于没有了异常的饥饿感，很容易建立良好的饮食习惯，不再像从前一样过饱进食。此时，如果注意经常称量体重，进行自我监控，随时调整进食量和运动量，就能长期保持理想体重而不反弹。

4. 埋线疗法　埋线疗法是根据中医理论，利用羊肠线在穴位内产生持久的穴位刺激而发挥疗效。

肥胖的治疗以调理脾肾，化清降浊为大法，以足阳明、手阳明、足太阴为主。取穴：天枢、丰隆、足三里、水分、阴交、阴陵泉、血海，取天枢、足三里等调节胃肠功能，配以丰隆清痰热湿浊；阴陵泉、血海健脾利湿，配以任脉之阴交、水分以分清泌浊，温运水湿。

埋线方法：常规消毒局部皮肤，取一段 1～2 厘米长的消毒羊肠线，放置在穿刺针针管的前端，后接针芯，左手拇指、食指绷紧或捏起进针部位皮肤，右手持针，刺入到所需的深度；当出现针感后，边推针芯，边退针管，将羊肠线埋植在穴位的皮下组织或肌层内，针孔处敷盖消毒纱布。14 日 1 次，2 次为 1 个疗程。

值得说明的是这些中医方法都应该到中医院请专科医生辨清疾病的病证后选用。

（五） 其他治疗

有些膨胀填充剂属于不被消化又吸水膨胀的多糖类化合物，如甲基纤维素、羧甲基纤维素等。另有魔芋内含的葡萄甘露聚糖能吸收水分膨胀达 30～100 倍，促进肠蠕动和排泄，既充饥又减少热量吸收，常制成食品供肥胖者食用。

减肥手术是各种肥胖治疗方法的辅助性措施，适用于肥胖致畸，如巨腹、巨乳、巨背，还有以阻止过剩营养吸收为目的的消化道手术和以美容为目的的整容手术。

无论是药物还是手术等疗法，都应去正规医院，在专科医生指导下实行。

三、 肥胖的调护

（一） 中药茶

用中药的方剂治疗肥胖辨证选方较复杂和专业，不易掌握。现仅介绍几种在临床上用于治疗肥胖已经取得满意疗效的简单花茶。

1. 乌龙茶 乌龙茶叶 3～5 克，用开水泡后饮服。可减肥降脂、清热消渴，适用于治疗肥胖、高脂血症。

2. 槐叶茶　嫩槐叶 2.5 克，蒸熟后烘干，捣碎为末。将捣碎的槐叶与 3 克红茶末一起用开水泡 10 分钟后饮用。祛风、滑肠、通腑、减肥、降压，适用于治疗肥胖与高血压。

3. 玉米须茶　玉米须 100 克、乌龙茶叶 50 克，加适量水后，用小火煎煮 30 分钟。将煎好的汁液每日分数次代茶饮。可利水消肿、减肥化痰，适用于治疗肥胖、高血压和水肿。

4. 减肥茶　鲜荷叶 100 张（晒干），生山楂、薏苡仁各 1 000 克，陈皮 500 克，番泻叶 500 克，大黄 500 克。将上述各味药研成细末后混匀。将混合的药末分成 100 包。每日清晨取 1 包，用开水泡饮。可利湿除胀、通腑消积、降脂减肥，适用于治疗单纯性肥胖、高脂血症。

5. 茅根茶　白茅根 30 克、绿茶 10 克，用开水泡 15 分钟后，当茶饮。可生津利尿、清腻除湿、降脂减肥。适用于肥胖兼有高脂血症患者的治疗。

6. 山楂茶　鲜山楂 10 枚，捣碎后加 20 克糖，再用水煎，代茶饮。可消积、减肥、降压、去脂，适用于肥胖、高血压、高脂血症及食积患者的治疗。

7. 竹叶茶　陈皮、陈瓢各 10 克，鲜竹叶 20 片，加适量清水煮沸，然后加入少许白糖代茶饮。可健脾利水、降脂减肥，适用于肥胖、高脂血症患者的治疗。

8. 菊花茶　捣碎的山楂、金银花、菊花各 10 克，加水煎汤，代茶饮。可降脂、降压，适用于肥胖、高脂血症及高血压患者的治疗。

9. 荷叶减肥茶　荷叶 3 克、决明子 6 克、制大黄 3 克、何首乌 3 克、代代花 3 克，加开水冲泡后代茶饮。可减肥降脂、通腑润肠，适用于肥胖、便秘患者的治疗。

（二）　其他疗法

1. 心理疏导　有些肥胖者情绪急躁，有情绪性的暴饮暴食，可通过心理疏导缓解内心焦灼状态，避免过度饮食。最佳自我心理疏导法是深呼吸，紧张时让自己静下来。保持匀速深呼吸，可在较短时间内舒缓情绪，也可以辅助音乐、绘画等释放压力和舒缓抑郁，以达到调节全身气机的作用。

2. 足浴 我国传统中医理论早就有"春天洗脚，开阳固脱；夏天洗脚，暑理可祛；秋天洗脚，肺润肠蠕；冬天洗脚，丹田温灼"的记载。从中医角度讲，人体穴位最密集的就是脚底，共有 76 个穴位，脚又被称为人体的第二心脏。现代科研证明人的双脚上存在着与各脏腑器官相对应的反射区，当用温水泡脚时，可以刺激这些反射区，促进人体血液循环，调理内分泌系统，加速身体脂肪代谢。

3. 中药蒸汽浴 药浴可帮助放松紧绷的肌肉及舒缓松弛紧张的情绪。使用何首乌 30 克、牡蛎 60 克、龙骨 60 克、合欢皮 30 克、百合 30 克、丹参 30 克、茯神 30 克、五味子 30 克、石菖蒲 30 克、远志 30 克、酸枣仁 30 克等药材，水煎成后滤渣，将药汁倒入温水中泡浴 20 ~ 30 分钟，可以作为一种较好的辅助疗法。

第十八节

打开心灵的窗户——关注抑郁症患者

没有人愿意将抑郁症这种心理疾病与自己的生活联系在一起。在多数人眼中，抑郁症只是一个与己无关的名词。然而，真实的情形要比人们的想象严峻得多。2005 年，北京市卫生局公布了由北京安定医院牵头完成的北京地区抑郁症流行病学调查结果显示，北京市 15 岁以上人群中抑郁障碍的终生患病率为 6.87%，时点患病率为 3.31%。这意味着，每 30 个人当中，就有一个人正经受着抑郁症的困扰，每 15 个人当中，就有一个人一生中曾经面对这种疾病。全国的患病率，专家估计在 5% ~ 10% 。女性抑郁症的患病率为男性的两倍。世界卫生组织估计，全世界的抑郁症患者大约为 3.4 亿，预计到 2020 年，抑郁症将成为继冠心病后的第二大疾病负担源。造成这种局面的主要原因是社会对抑郁症缺乏正确的认识，偏见使患者不愿到精神科就诊。在中国，仅有 2% 的抑郁症患者接受过治疗，大量的患者得不到及时的诊治，病情恶化，甚至出现自杀的严重后果。另外，由于民众缺乏有关抑郁症的知识，对出现抑郁症状者误认为是闹情绪，不能给予应有的理解和情感支持，对患者造成更大的心理压力，使病情进一步恶化。

一、 了解抑郁症

抑郁症是一种精神疾病，以情感低落、思维迟缓，以及言语动作减少、迟缓为典型症状。抑郁症严重困扰患者的生活和工作，给家庭和社会带来沉重的负担，约 15% 的抑郁症患者死于自杀。世界卫生组织、世界银行和哈佛大学的一项联合研究表明，抑郁症已经成为中国疾病负担的第二大病。引起抑郁症的因素包括遗传因素、体质因素、中枢神经介质的功能及代谢异常、精神因素等。

（一） 抑郁症的主要症状

1. 三大主要症状　情绪低落、思维迟缓和运动抑制。

2. 其他症状　具备以上典型症状的患者并不多见。很多患者只具备其中的一项或两项症状，严重程度也因人而异。心情压抑、焦虑、兴趣丧失、精力不足、悲观失望、自我评价过低、睡眠障碍、食欲减退、体重减轻、性功能低下和情绪昼夜波动大等，都是抑郁症的常见症状。

抑郁症患者由于情绪低落、悲观厌世，严重时很容易产生自杀念头。并且，由于患者思维逻辑基本正常，实施自杀的成功率也较高。自杀是抑郁症最危险的症状之一。据研究，抑郁症患者的自杀率比一般人群高 20

倍。社会上，自杀人群中可能有 50% 以上是抑郁症患者。有些不明原因的自杀者可能生前已患有严重的抑郁症，只不过没有被及时发现罢了。由于自杀是在疾病发展到一定的严重程度时才发生的，所以及早发现疾病，及早治疗，对抑郁症患者非常重要。

（二） 自我测试和断定方法

以下情况出现 2 周以上就有可能是抑郁症。

1. **有自杀倾向** 自杀观念和行为，是抑郁症最危险的行为。患有严重抑郁症的患者通常会选择自杀来摆脱自己的痛苦。患者一日中的大部分时间意志消沉，而且几乎每日如此。通过两种方式可以发现患者是否有自杀倾向，一种是患者的主观表达（感到空虚、无助、悲伤等），另一种是他人的观察（爱哭泣等）。

2. **过分贬低自己的能力** 患者往往过分贬低自己的能力，以批判、消极和否定的态度看待自己的现在、过去和将来。患者总觉得这也不行，那也不对，认为自己一无是处，前途一片黑暗。患者可出现强烈的自责、内疚、无用感、无价值感、无助感，严重时可有自罪、疑病观念，甚至选择自杀作为自我惩罚的途径。

3. **丧失日常生活兴趣** 丧失兴趣是抑郁患者常见症状之一。患者常对日常生活丧失兴趣，对各种娱乐或令人高兴的事体验不到乐趣，体验不出天伦之乐，对既往爱好不屑一顾，常闭门独居、疏远亲友、回避社交，抱怨"没有感情""情感麻木""高兴不起来"等。

4. **丧失工作主动性** 患者可出现精力丧失，疲乏无力，洗漱、着衣等此类生活小事做起来困难费劲，力不从心。无明显原因的持续疲劳感。轻者感觉自己身体疲倦，力不从心，对生活和工作丧失积极性和主动性；重者甚至连吃、喝、个人卫生都不能顾及。常用"精神崩溃""泄气的皮球"来描述自己的状况。

（三） 抑郁症对人体自主神经功能的影响

（1）慢性咽喉炎、口腔溃疡。

（2）肠易激综合征、结肠炎、慢性胃炎。

（3）神经性头痛、头晕、头昏、失眠、多梦。

（4）多汗、虚汗、盗汗、怕冷、怕风。

（5）心脏神经官能症、胃神经官能症。

（6）脖子肌肉僵硬、关节游走性疼痛。

（7）记忆力差、反应迟钝、神经衰弱。

（8）早泄、易感冒、免疫力低下。

二、 抑郁症防治

（一） 预防常识

本病的关键是正确认识，及时医治。目前已有像百忧解、马普替林、氯丙米嗪等高效抗抑郁药，效果确切，疗效理想。大多有效的抗抑郁药都有口干、胃肠道不适等不良反应，且起效较慢。而抑郁症患者本身已有多种躯体不适的主诉，因而服药早期可能会有躯体不适加重的感觉。这时应当坚持治疗，随着时间的推移，绝大多数患者躯体不适逐渐减轻的同时疾病得到了理想的控制。这一点是患者和医生都应该注意到的。

（二） 自我治疗

鼓励患者做最感兴趣的事。如果事业上没有获得成功，想办法增进自己的技能，从最感兴趣的事入手，或者再寻找其他成功的机会。避免服用可引起抑郁症的药物，如避孕药、巴比妥类药、可的松、磺胺类药、利血平。多吃富含 B 族维生素和氨基酸的食物，如谷类、鱼类、绿色蔬菜、蛋类等，对于摆脱抑郁症有益。

（1）制订一个切实可行的目标：这个目标要可行，也就是说，外在条件和自身条件都要具备。最初的计划要比较易于实现，需要的时间、精力比较少。如果这个过程所需要的时间和精力太多，在患者对什么都不感兴趣的情况下，半途而废的可能性比较大。

（2）对目标精确定义：只有目标明确，才能判断是否达到了目标。

否则，患者总有理由对自己说"我失败了"。为了重新对生活充满信心，患者需要成功的体验。因此，在实施这项行为治疗的过程中，要确保患者会有一次又一次的成功，使患者相信其有能力做到想做到的事情。

（3）将行动计划分成足够小的步骤，确保计划一定可以完成。为实现目标制订一个详细计划，计划的每一步要达到的子目标都足够小，以确定一定可以做到。每完成一个子目标，就胜利了一次，每一次成功会令自信逐渐增长。如果定的分目标太大，就难免失败，一次又一次的失败会打击患者的信心。也许，几次失败之后，患者就会对这个计划完全丧失兴趣和信心，半途而废，重又返回到以前什么事也不要做的状态之中去了。所以对于有严重抑郁症的朋友，要尽量确保一件事情的可行性，然后划分为各个小的阶段，在完成每个小的阶段时，尽量不要想接下来的步骤。全身心地投入眼前的小目标，完成后可为自己喝彩、加油，相信自己一定可以完成总体目标。

（4）用自己的行为定义是否成功。换言之，目标中不要牵涉他人的行为。

（5）目标中不要有情感成分。在这个计划中，重要的是做，而不是在做的过程中的感受。患者可以控制自己的行为，但不能直接控制情绪。而在抑郁状态下，患者很难从任何活动中得到愉快的感觉。情绪会受到行为的影响，但这种影响并不是即刻起作用的，需要一定的时日。因此，如果患者一定要感到愉快才算是成功，那么，患者很可能会失败。此时，需要让患者知道，其要的胜利在于最终目标的完成，大可不必对过程中的失败感到悲伤，也不必对自己的情绪有所要求，因为如果情绪达不到预期目标，可能会给接下来的计划造成阻碍。

（三）　就医常用的治疗方法

1. 心理治疗

（1）主要问题：患者最关心、最困扰、最痛苦、最需要改善的问题。通常只有经过多次会面，患者逐渐产生了对治疗者的信任，才有可能逐渐暴露问题。

（2）要注意问题之间在时间上的联系：把患者的过去、现在、将来的信息综合起来考虑。

（3）治疗目标的确定：当对患者的评估资料确定之后，治疗者就要和患者共同协商治疗的目标问题。

（4）治疗目标的实施。

（5）心理治疗的结束、评估和随访：当治疗者开始确信患者已经能够独立解决自己的问题，预期的治疗目标已经达到时，就应该着手讨论结束治疗的问题。结束治疗是一个循序渐进的过程。

2. 经颅微电流刺激疗法　是一种与传统药物治疗、电抽搐治疗完全不同的治疗方法，是通过低强度微量电流刺激大脑，改变患者大脑异常的脑电波，促使大脑分泌一系列与焦虑、抑郁、失眠等疾病存在密切联系的神经递质和激素，以此实现对这些疾病的治疗。通常进行完之后，常常还要继续进行心理治疗和药物治疗。

3. 替代疗法　对于传统西医不能治疗的抑郁症，可以使用替代疗法，包含从饮食、运动到社会环境生活方式等一系列手段，包括针灸、意向引导、做瑜伽、催眠、用草药、按摩、放松疗法、香料按摩疗法、脊柱指压疗法、生物反馈疗法。

单独使用替代疗法只能对轻度抑郁症有作用，对重度抑郁症效果并不明显。

4. 雌激素补充疗法　女性患抑郁症的比例比男性高，女性经前、产后、绝经后体内激素会发生变化，导致心情变化，常会引起经前综合征、产后抑郁症等。雌激素补充疗法可以缓解更年期症状，如盗汗、面热潮红。但该法本身也可能引起抑郁症，如果你曾经患过抑郁症，在考虑使用这种疗法前应告诉你的医生。

5. 反射疗法　反射疗法是由实施者对患者手脚固定部位施加压力的一种技术。反射论者认为人体有自身修复功能，手脚中的神经和身体其他部位相联系。通过刺激手脚一定部位，就可以通过反射原理治疗疾病。

6. 运动疗法　不同的运动形式可以帮助人们减少压力，放松心情，减轻抑郁情绪，使人们精力充沛，增加平衡性及柔韧性。从总体功能上来讲，运动疗法安全、有效，而且简单易行。在进行新的运动项目之前，一定要同医生商议。

（四）　中医药治疗

抑郁症应属中医学"郁证"的范畴。"郁证"是指因情感不舒，气机郁结，而逐渐引起五脏气机阻滞所致的一类病证。其名出自《黄帝内经》。郁证有广义和狭义之分。广义的郁证包括情志、外邪、饮食等因素所致的郁症。狭义郁证多指因七情所伤而致的气机郁滞之证。其主要症状如《景岳全书·郁证》所言："忧郁伤脾而吞酸呕恶""若忧郁伤脾肺而困倦、怔忡、倦怠食少""若忧思伤心脾，以致气血日消，饮食日减"。抑郁症的主要病因为肝失疏泄、脾失健运、心失所养，虽然肝、脾、心三个脏腑皆有相关，但各有侧重。肝气郁结多与气、血、火相关，而食、湿、痰主要关系于脾，心则多表现为虚证，如心神失养、心血不足、心阴亏虚等，也有一些属于正虚邪实，虚实夹杂的证候。抑郁症初病在气，久病及血，故气滞血瘀的证候在临床上十分多见，抑郁症日久不愈，往往损及脾、肾，造成阳气不振、精神衰退证候。

1. 分型治疗

（1）肝气郁结型：治以疏肝理气解郁，方用柴胡、白芍、元胡、香附、当归、郁金、青皮、甘草等。

（2）阴虚火旺型：治以滋阴清热、镇心安神之法，方用熟地黄、山茱萸、山药、茯苓、柴胡、栀子、牡丹皮、磁石、珍珠母等。

（3）心脾两虚型：治以健脾养心、益气补血，方用党参、茯苓、白术、川芎、白芍、当归、生地黄、黄芪、酸枣仁、远志、龙眼、甘草等。

（4）忧郁伤神型：治以益气安神，方用浮小麦、甘草、大枣、柏子仁、酸枣仁、茯神、合欢皮等。

（5）气虚血瘀型：治以益气养心、化瘀安神，方用黄芪、白术、茯苓、益母草、郁金、鸡血藤、佛手、远志、石菖蒲、酸枣仁等。

2. 针灸治疗

（1）常采用滋肾疏肝、健脾理气、宁心安神之法。取肝俞、肾俞、心俞、神门、内关、风池为主穴。

（2）健脾疏肝、养心安神，攻补兼施，针刺心肝脾三经及任督脉俞穴，配合捏脊或头部按摩。

（3）电针百会、印堂、完骨、太冲穴、头部顶中线、额中线、额旁线。

（4）走罐多以督脉穴及膀胱经背俞穴为主穴治疗，调节五脏六腑功能，起到宁心安神、调和阴阳、通达气机之效。

三、　抑郁症的调护

研究发现，抑郁症的发病与饮食关系密切，精神病患者的细胞膜容易被动物脂肪破坏，尤其是大脑细胞膜易被破坏而加重其病情。病情较重者需以药物治疗和心理治疗为主，食疗为辅。

建议在饮食方面注意选择一些能强心补虚、清心除烦、安神宁志、泻肝降火、补气血、益心肾、补脾肾、益气补血、宁心安神、补心安神、化痰开窍的食物。

1. 黄花木耳汤

（1）材料：黄花菜 30 克、黑木耳 6 克、猪瘦肉 50 克、水豆粉 10 克、酱油 5 克、味精 1 克。

（2）做法：将金针菜干品用清水泡发后洗净，黑木耳用温水泡发，猪瘦肉切成丝，拌水豆粉上芡；锅中加水适量，烧开后下肉丝、黄花菜、黑木耳、酱油，再煮 3~5 分钟即起锅，放味精即成。佐餐食用。

2. 麻油豆腐皮

（1）材料：芝麻油 15 克、豆腐皮 50 克、酱油 5 克、芥末 3 克。

（2）做法：将豆腐皮在沸水中煮5分钟左右，捞起切成菱形片，放盘中；将豆腐皮与酱油、芝麻油、芥末拌匀即成。佐餐食用。

3. 银耳莲子汤　莲子清心除烦，银耳强心补虚，两者配伍，可治老人抑郁症。莲子50克煨汤，待莲子熟烂，加入水发银耳15～30克煮开，白糖调味服食。

科学家发现，色氨酸含量低是诱发抑郁症的重要原因，吃富含色氨酸的食物或饮料，抑郁症能很快得到控制。因为色氨酸能进入大脑，提高5-羟色胺的水平，能使人心情愉快。富含色氨酸的食物有甘肃产的花豆，每100克红花豆含色氨酸986毫克、紫花豆含色氨酸880毫克。此外，每100克黑大豆含色氨酸622毫克、南瓜子仁含色氨酸638毫克、鱼片干含色氨酸653毫克。抑郁症患者平时宜轮流选吃，可有效地防止其发作。

第十九节

职场忙碌防过劳

在以北京、上海、广州等十余个城市300万健康体检数据样本为基础，面向全国城市白领精英人群，从个人、企业、城市等角度展开健康调查后，一份由中国医师协会、中国医院协会、北京市健康保障协会等医疗权威机构经过科学汇总分类及分析，发布了《2009'中国城市市民健康状况白皮书》。数据分析显示，主流城市的白领人群亚健康比例达76%，处于过劳状态的接近六成，真正意义上的"健康人"比例极低（不到

3%），35~50岁的高收入人群中，"生物年龄"超龄趋势明显加快，平均超过生理年龄10年左右。

一、 了解过劳

（一） 什么是过劳

一般的劳累称为疲劳。疲劳，有体力疲劳，如长时间体力活动之后产生的疲劳；有精神疲劳，如家庭不幸而长时间处于痛苦之中而出现的疲劳；有病态疲劳，如患病初愈时出现的疲劳；还有一种是找不出明确的原因，却有好几天也恢复不过来的疲劳感，医生称其为"慢性疲劳"。如果任其发展下去就会积劳成疾。

过劳是指过度劳累。普遍认为，导致过劳是因为劳动者常年超负荷工作而使体力、精力持续高强度付出，严重破坏了人体的生理规律和节奏，体内能量、资源出现严重的"赤字"。由于工作时间过长，劳动强度过大，加上心理压力过重，长期慢性疲劳，身陷精疲力竭的亚健康状态，从而诱发身体潜藏的疾病突然恶化。

（二） 常见过劳症状

过劳是一组综合征，这种综合征的症状为低热、怕冷，淋巴结肿胀，嗓子肿痛，肌肉痛，关节痛等。此外，美国防疫中心认为还有以下几种症状，如头发脱落、指纹消失、体力下降、非常疲劳、头痛、精神错乱、记忆力丧失和视觉障碍等神经系统的症状及睡眠障碍等。

慢性疲劳综合征的主要症状和特征还表现在情感领域。患者不仅情绪紊乱，而且有恐慌感。有些患者几个月后所有病症就消失了。而在多数情况下，患者情绪波动、夜间多汗、淋巴结肿胀、关节痛。

慢性疲劳综合征的症状类似艾滋病初期的症状。如果这种症状继续发展，不仅体力会下降，智力也会衰退，日常生活将难以自理。但是，与艾滋病有截然不同之处，就是患这种病不会死亡。因病例不同，有些患者在没有治疗的情况下可痊愈。

（三）　警示自身的过劳现象

（1）经常感到疲倦，忘性大。

（2）酒量突然下降，即使饮酒也不感到有滋味。

（3）突然感到衰老。

（4）肩部和颈部发木。

（5）因为疲劳和苦闷失眠。

（6）有一点小事也烦躁和生气。

（7）经常头痛和胸闷。

（8）发生高血压、糖尿病，心电图测试结果不正常。

（9）体重突然变化。

（10）几乎每日晚上聚餐饮酒。

（11）每日喝 5 杯以上咖啡。

（12）经常不吃早饭或吃饭时间不固定。

（13）喜欢吃油炸食品。

（14）每日吸烟 30 支以上。

（15）有一半以上时间晚 10 点也不回家或者 12 点以后回家。

（16）上下班单程时间 2 小时以上。

（17）最近几年运动也不流汗。

（18）自我感觉身体良好而不看病。

（19）一天工作 10 小时以上。

（20）星期天也上班。

（21）经常出差，每周只在家住两三天。

（22）夜班多，工作时间不规则。

（23）最近有工作调动或工种变化。

（24）升职或者工作量增大。

（25）最近以来加班时间突然增加。

（26）人际关系突然变坏。

（27）最近工作失误或者发生不和。

在上述 27 项中有 7 项以上者即是过劳危险者，10 项以上者有可能在任何时期发生过劳死。在第 1 项到第 9 项中有 2 项以上或者在第 10 项到第 18 项中有 3 项以上者也要特别注意。有危险症状和因素的人应立即到医院检查或者按医嘱改变晚回家、饮酒、吸烟等习惯。

二、 过劳的防治

过劳的治疗方法目前还很少，应提及的是，药物不能治愈疲倦，维生素和镇静剂毫无用处，安眠药和酒精会产生反作用，用咖啡提神只能暂时奏效，喝多了会引起不良后果。

有过劳现象，不一定要吃药或住院，而是要养成健康的生活习惯。白天努力工作，晚上下班就回家，充分休息并适当吃些营养品，是防止过劳死和保持健康的最好办法。

有人把疲劳分为三种：①身体上：这种疲劳是由于肌肉过分紧张，以致代谢作用产生的废物（二氧化碳和乳酸）聚集在血液里，削弱了体力。例如，经过一场紧张的体育比赛后所感觉到的劳累。消除这种疲劳很简单，就是休息，让身体获得机会排出废物并补充肌肉的养料。②病理上：这种疲劳是身体不舒服的前兆或后果，无论是轻微的感冒还是严重的糖尿病或癌症，都会引起这样的疲倦。一般来说，一时生病而感到的乏力，会随着病愈而消退。但是，如果你一连几周都不舒服或萎靡不振，就应该去医院进行全面检查。③心理上：这种疲劳是由于情绪的低落所引起的，而且是常见的长期性疲劳。心理上的疲倦有防御作用，使你不必去挖空心思考虑情绪低落的原因。消除心理上的疲劳，首先是了解潜在的情绪问题；另外可请心理学家或熟人协助，消除心理上的不愉快；还必须注意每日三餐，保证睡眠，合理休息和适当适量参加体育活动。

对于经常感到疲劳的职场一族，专家建议：减少加班次数和时间，尽量给自己留出休息、放松的时间；有条件的话考虑午睡，且晚上不饮用咖啡或茶，保证睡眠质量；控制自己的情绪，以积极的心态迎接工作和挑战；生活中应有意识地培养自己多方面兴趣，如爬山、打球、看电影、下棋、游泳等。兴趣多样，一方面可及时地调适、放松自己，另一方面可有效地转移注意力，有利于消除工作的紧张和疲劳。

另外，为预防白领一族过劳，专家还特别指出吃早餐的重要性。因为早上是大脑最缺乏能量的时候。健康的早餐应该包括：全麦、糙米等谷类主食，深色蔬菜（如菠菜和番茄，以补充维生素和矿物质）及水果等。白领因过劳导致不良情绪时，应该找专业心理咨询师予以疏导。

三、 过劳的调护

过劳更宜中医调护。中医养生理论认为，心常欲静，血脉常欲动，劳逸适度，才能延年益寿。过度疲劳或过度安逸都对健康不利。葛洪《抱朴子·内篇》说："不欲甚劳"，用今天的话解释就是，一切不可太过，过则伤人。中医的所谓"劳则气耗""久视伤血"，就是说长期过度体力或脑力疲劳，可以使气血伤耗，出现气短，四肢困倦，动则气喘，自汗心悸，失眠健忘等。

（一） 药膳食补

一般而言，平素身体平和的人只需食疗即可改善睡眠质量，但对于体质较弱的人而言，则可予以药膳进补。药膳分为补气、补血、补阴、补阳四大类，可根据个人体质状况辨证施膳。

1. 躯体过劳、体力下降者调养

（1）去劳散：取黄芪90克、刺五加150克、五味子140克、茶叶180克。共研细末，制成散剂口服，每日2次，每次5克。宜于解任何一种过劳。

（2）黄芪鸡：取黄芪30克、陈皮15克、肉桂12克，公鸡1只。中药用纱布包好，与公鸡一起放入锅中，小火炖熟，少佐食盐调味，吃肉喝汤。

（3）补气粥：取党参 3 克，当归 12 克，黄芪 20 克，陈皮、白术、薏苡仁各 15 克，粳米 100 克。中药加水小火熬汁，再加入粳米，与药汁共同煮粥食之。

（4）益气养阴粥：可用于身倦、乏力、气短等，选黄芪 20 克、山药 10 克、黄精 20 克、白芍 10 克、优质大米 100 克。熬粥服用。

2. 精神过劳者调养

（1）甘麦大枣粥：取甘草 10 克、浮小麦 30 克、大枣 10 枚、粳米 100 克。共煎过滤取汁，加入粳米 100 克，煮粥食之。有养心安神之意。

（2）逍遥粥：当归 15 克，熟地黄 20 克，柴胡、薏苡仁各 10 克，茯苓、白术、白芍各 12 克、粳米 100 克。按上法煮粥。有疏肝解郁之功效。

（3）虫草鸭：冬虫夏草 3～10 克、老鸭 1 只。将冬虫夏草放入鸭肚，加水炖熟，调味食用。

（4）八珍鸡：党参 3 克，灵芝 5 克，当归 12 克，陈皮、白术、甘草、草果各 10 克，公鸡 1 只。将党参、灵芝塞入鸡腹，其余中药用纱布包好，一起放入锅中，加水炖熟，食肉喝汤。

（5）滋阴补气粥：用于气短、体虚、神经衰弱、目昏不明的阴虚者。猪肘 600 克、枸杞子 18 克、人参 10 克、生姜 15 克、白糖 5 克。熬粥服用。

3. 宜常吃的食品

（1）蜂蜜：每日早晨空腹吃一勺蜂蜜，或用水冲服，能安五脏、止痛消毒，坚持吃能防止血管硬化。

（2）大蒜：有很强的杀菌、抗菌作用，有"天然抗生素"的美称。

（3）大枣：营养丰富，含有丰富的糖、维生素、矿物质。

（4）姜：生姜能促进血液循环，温胃散寒，帮助消化。

（5）花生：含有人体所需的多种氨基酸，常吃有助于提高记忆力。

（二）　吐纳

吐纳是一种呼吸训练方式。通过改变正常呼吸来锻炼人的呼吸系统功能，调动相关支持系统的状态，如循环系统、运动系统等都会得到相应锻炼。锻炼时可以"吸一呼三"或"吸三呼一"等，即把一口气变成多口气，来训练人体耐缺氧能力，增大肺活量等。

（三） 导引

导引是指按照一定规律和方法进行肢体运动及呼吸吐纳，以防病保健的方法。最著名的导引方法是五禽戏，其是由汉末医学家华佗模仿虎、鹿、熊、猿、鸟五种动物的动作创编的一套可以防病、增强体质的肢体活动。

（四） 按摩

我国最早的按摩专著，当推《黄帝岐伯按摩经》（已佚）。秦汉时期的《黄帝内经》里也有许多地方谈到按摩，如《素问·异法方宜论》中"故导引按蹻者，亦从中央出也"。《素问·血气形志篇》有"形数惊恐，经络不通，病生于不仁，治之以按摩醪药"。

第二十节

反复过敏话鼻炎

现代社会经济快速发展的同时，空气污染日益严重，给过敏性疾病的发生创造了条件，过敏性鼻炎就是其中的一种。60%过敏性鼻炎会发展成哮喘。现在许多患者常先后或同时患有过敏性鼻炎和支气管哮喘。因此，要充分意识到积极治疗鼻炎的重要性。因为导致过敏的因素不能够完全去除，所以现在的治疗方法很多都不尽如人意。

一、 了解过敏性鼻炎

（一） 什么是过敏性鼻炎

过敏性鼻炎又称"变应性鼻炎"，表现为鼻塞、喷嚏、鼻痒、喉部不适、咳嗽、流清水样鼻涕等症状，出现感染时可变成流黄色鼻涕。

（二） 症状

鼻塞、鼻痒、喷嚏、流涕是最常见的四大症状。

1. 喷嚏　以清晨和睡醒后最严重，多为连续性出现，较大儿童或成人每次可在 5 个以上。

2. 鼻塞　症状严重时张口呼吸，长时间的刺激可导致上呼吸道的感染，出现咳嗽、哮喘。鼻塞症状可随体位变动而发生改变，如左侧卧则左鼻堵塞而右鼻通畅，右侧卧则右鼻堵塞而左鼻通畅，此症状也是鼻炎的特征性表现。

3. 流清水样鼻涕　亦可因鼻塞或继发感染而变稠或变黄。

4. 鼻痒　过敏性鼻炎的重要表现。

5. 鼻腔镜检查　鼻黏膜苍白水肿，上盖有一薄层水样黏液。严重病例肿胀的鼻甲可完全堵塞鼻通道。

6. 其他　可出现嗅觉下降或者消失，以及头昏、头痛。

（三） 常见并发症

长时间的过敏性鼻炎不能治愈，并可引起多种并发症的发生。

（1）失眠：因为夜间鼻塞、呼吸不畅，患者可被憋醒，不能入睡。

（2）鼻窦炎：出现头痛、鼻窦部位压痛。

（3）中耳炎。

（4）鼻出血。

（5）部分过敏性鼻炎的患者可能同时伴有鼻息肉。

（6）诱发过敏性哮喘的发生、打鼾等症状。

（7）结膜炎。

二、 过敏性鼻炎的防治

（一） 预防

（1） 锻炼身体，增强体质，注意合理添加衣物。

（2） 戒烟戒酒，尽量不停留在空气污染严重的环境中。

（3） 常用冷水洗脸。

（4） 感冒后积极治疗，以免引发鼻炎。

（5） 了解引起自己过敏性的物质，在户外活动时容易过敏者应适当限制户外活动；在花粉或者灰尘较多的季节，外出时可戴口罩。

（6） 注意卫生间等地方卫生，保持干燥通风，减少霉菌和霉变的发生，消除蟑螂等害虫。

（7） 经常清洁鼻腔。

（8） 保持室内清洁无尘以减少过敏原，可用吸尘器或湿抹布经常打扫房间。

（9） 霉变的衣物、食物要尽早扔掉，去除霉菌感染可能。

（10） 房间和阳台上最好不要放需要经常浇水的植物，因为潮湿的土壤里可能隐藏着大量的霉菌。

（11） 对动物皮毛过敏者应远离宠物。

（12） 平日少食辛辣及腥物，多食蔬菜、水果。

（二） 西医治疗

1. 特异性免疫治疗（脱敏治疗） 对花粉、尘螨诱发的过敏性鼻炎的疗效比较肯定，总有效率可达80%以上，能显著改善过敏性鼻炎的症状，预防哮喘病的发生，对过敏性疾病的预后起到了很大的作用。

2. 非特异性治疗

（1） 抗组胺药：常用药物有西替利嗪、氯雷他定、依巴斯汀等，请在医生指导下服用。

（2） 糖皮质激素吸入：通常选用的糖皮质激素有布地奈德、氟替卡松、糠酸莫米松气雾剂配合口鼻两用储雾罐进行鼻腔吸入等，能有效控制鼻炎症状，同时有预防和控制哮喘的呼吸道炎症的作用，可短期应用。

（3）抗白三烯类药物，对鼻炎和哮喘有效。

（4）鼻内减充血剂，可缓解鼻塞症状，用药不超过 7 天。

（5）手术治疗：鼻腔结构上的异常（鼻中隔偏曲、鼻甲肥厚、息肉等）而造成的鼻塞、呼吸障碍者，需要手术治疗来改善症状。手术治疗为辅助治疗的方法。

（三）中医治疗

中医认为，过敏性鼻炎主要与肺、脾、肾三脏之虚有关，多因感受风寒、肺气虚弱、脾气亏虚、肾气不足所致。临床常见的有四种证型：

1. 肺卫气虚，卫外不固

主证：阵发性鼻塞、鼻痒、喷嚏，以晨起时多；鼻流清涕，嗅觉减退，伴畏风怕冷，遇风（寒）即作。平时易感冒，气短懒言，声低气怯，自汗，面色苍白，咳嗽痰稀或咳喘无力；舌质淡，舌苔薄白，脉沉细虚弱。

治法：温补肺气，固护卫表。

方药：玉屏风散加减。炙黄芪 30 克、白术 15 克、党参 15 克、茯苓 12 克、山药 15 克、防风 10 克、桂枝 9 克、荆芥 10 克、苍耳子 10 克、辛夷 10 克，生姜 3 片、大枣 5 枚。

用法：加水 800 毫升，浸泡 30 分钟，急煎沸 30 分钟，取汁 200 毫升，再加水 500 毫升，煎沸取汁 200 毫升，与上汁混合，每日 1 付，分早晚 2 次服用。

2. 脾气虚弱，化生不足

主证：鼻涕清稀淋漓而下，鼻塞不通，嗅觉迟钝，喷嚏突发，可伴面色萎黄，腹胀纳呆，倦怠乏力，少气懒言，舌淡边有齿痕，苔薄白或腻，脉细弱无力。

治法：益气健脾，温运中阳。

方药：补中益气汤加减。黄芪15克、党参12克、白术12克、甘草6克、当归12克、陈皮10克、升麻6克、柴胡6克、生姜3片、大枣5枚。偏于肺脾气虚，水湿不化加泽泻12克、薏苡仁10克、白扁豆15克。

用法：加水800毫升，浸泡30分钟，急煎沸30分钟，取汁200毫升，再加水500毫升，煎沸取汁200毫升，与上汁混合，每日1付，分早晚2次服用。

3. 肾阳亏虚

主证：多为长年性，鼻塞鼻痒，喷嚏频作，鼻流清涕，量多，时有咳喘，伴面色苍白，形寒肢冷，小便清长，夜尿频数，腰膝酸软，舌淡胖苔白，脉沉细无力。

治法：温补肾阳，固肾纳气。

方药：右归丸加减。熟地黄12克、山茱萸10克、山药10克、牡丹皮10克、泽泻10克、茯苓12克、桂枝9克、附子6克、牛膝10克、车前子10克、人参15克、防风6克、白术12克、细辛3克。

用法：加水800毫升，浸泡30分钟，急煎沸30分钟，取汁200毫升，再加水500毫升，煎沸取汁200毫升，与上汁混合，每日1付，分早晚2次服用。

4. 风寒外束，饮邪内停

主证：主要为阵发性鼻痒，喷嚏，鼻塞流清涕，恶寒发热，头痛，遇风易发生，伴痰饮喘咳，不能平卧，舌淡苔白，脉浮。

治法：解表散寒，温肺化饮。

方药：小青龙汤加减。麻黄9克、芍药9克、细辛6克、干姜6克、炙甘草6克、桂枝9克、五味子6克、清半夏9克、辛夷10克包煎。

用法：加水800毫升，浸泡30分钟，急煎沸30分钟，取汁200毫升，再加水500毫升，煎沸取汁200毫升，与上汁混合，每日1付，分早晚2次服用。

三、 过敏性鼻炎的调护

（一） 药食结合

1. 肾虚型

（1）临床表现：鼻塞流清涕，喷嚏，鼻痒不适，经常反复发作，早晚为甚；伴腰膝酸软，形寒肢冷，遗精早泄，夜尿频多，舌质淡、苔白，脉濡弱。

（2）食疗药膳：

1）鳝鱼煲猪肾：黄鳝250克（切段）、猪腰100克，同煲熟，加盐调味食用。

2）苁蓉羊肉粥：肉苁蓉15克、金樱子15克、精羊肉100克、粳米100克、细盐少许，另备大葱、生姜。先将肉苁蓉、金樱子水煎约30分钟后，去渣取汁，放入羊肉、粳米同煮粥，待肉熟时，放入盐、生姜、葱白，即可食用。

3）菟丝细辛粥：菟丝子15克、细辛5克、粳米100克、白糖适量。将菟丝子和细辛洗净后放入水中，煎煮30分钟后去渣取汁，放入粳米煮粥，粥熟时加白糖即可。

2. 风寒型

（1）临床表现：鼻塞、喷嚏、流清涕，伴咳嗽、发热、恶寒、身痛，舌质淡红、苔薄白，脉浮紧。

（2）食疗药膳：

1）葱白大枣鸡肉粥：大枣10枚（去核）、葱白5根、鸡肉末100克、芫荽10克、生姜丝10克、粳米100克。将粳米、鸡肉末、大枣先煮粥，粥成再加入葱白、芫荽、生姜丝，调味服用，每日1次。

2）神仙粥：生姜6克、连须葱白2根、糯米60克、米醋10毫升，先将糯米洗后与生姜同煮，粥将熟时放入葱白，最后入米醋、盐，稍煮即可食。

（二） 简方易法

（1）苍耳子20克加入麻油50克放入锅内炸，待苍耳子炸焦时，滤取药油装入瓶内，每日以消毒棉签蘸药油少许，涂于鼻腔内，每日2～3次。

（2）鲜大蓟30克、小蓟30克、鸡蛋3枚。加水同煮至蛋熟，喝水，吃鸡蛋。每日1次，连服1周。可治肺热引起的鼻窦炎、鼻出血等。

（3）辛夷花10克、苏叶5克，水煎10分钟后当茶喝，并用其热气熏鼻子。

（4）辛夷15克、金银花15克、蒲公英10克、紫花地丁10克、防风10克、蝉蜕5克、黄芩10克、牡丹皮8克、菊花8克、白鲜皮10克、细辛5克、桂枝8克。将以上药物水煎，取500毫升药液，趁热熏鼻，熏时患者应尽量深吸气，使药蒸汽进入鼻腔内。待药液变温后，即可用药液冲洗鼻腔。每日熏洗3次。

（5）常用的揉按方法有：①每日用双手食指指腹来回搓鼻梁两侧至印堂，至鼻梁有发热的感觉。②鼻塞不通时，揉按鼻孔两侧的迎香穴，可迅速改善症状。③因为手太阳经循行过鼻，所以经常揉按合谷穴，也可以缓解鼻炎症状。

（6）将辛夷、细辛、苍耳子研末后，用细纱布卷好每日放鼻旁闻，每日次数不限，每次约20分钟。

（7）鹅不食草10克、白酒100克，将鹅不食草放入纱布中卷好，放入白酒中浸透后，轮流塞入鼻孔中。

（三） 日常注意

（1）避免接触变应原（过敏原）。

（2）忌食寒凉、生冷、辛辣刺激性食物，如辣椒、芥末等，这些食物容易刺激呼吸道黏膜；慎食鱼、虾、蟹类等海产品相关食物。平时注意多吃补益肺脾之气的食物，如糯米、山药、大枣、莲子、薏苡仁、红糖和龙眼等；多吃含维生素C及维生素A的食物，如菠菜、大白菜、小白菜、白萝卜等。

（3）戒烟及避免吸二手烟，并尽量避免出入空气污浊的地方。

（4）可以经常用热水泡足、清洗鼻腔，建立良好的保健习惯。

（5）采用正确的擦鼻方法。

（6）不宜过多使用血管收缩性滴鼻剂，以免导致药物性鼻炎。

第二十一节

核辐射离我们并不遥远
——核污染自我防护

核辐射是指从原子核中释放出来的辐射，包括 α、β、γ 辐射和中子辐射等。核辐射其实离我们并不遥远，日常工作生活中亦有反复接触的可能。

一、了解核辐射

（一）　我们身边影响健康的核辐射

1. 医疗检查中的核辐射伤害　在生活中，很多人觉得 CT、造影等检查是无害的，可以随便做。事实并非如此。有统计数据指出，做一次心脏冠状动脉 CT 检查，放射线量相当于拍了 700 多次胸片，这对一些并不需要做 CT 检查的年轻人，尤其是年轻女性来说，不但起不到作用，浪费医疗经费，更重要的是可能会带来癌症风险。这是因为 CT 是利用 X 线能穿透人体组织的原理进行检查的，而 X 线也是核辐射的一种，因此 X 线对人体组织是有损伤的，照射 X 线有可能诱发癌症等疾病，射线照得越多，致癌的危险性越大。根据国际辐射防护委员会的研究结果估算，以一个

1 000万左右人口的城市为例，每年大约会有350人可能因照射X线诱发癌症、白血病或其他遗传性疾病。

2. 装饰品中的放射物

（1）夜明珠：夜明珠有数种。有的是由重晶石经加工而成的工艺品，具有强放射性；有的是由萤石加工而成的，具有不同程度的放射性；还有的是由某些含磷的物质加工而成的，具有一般的放射性。由于有的夜明珠具有强辐射性，长期近距离接触会给人体带来伤害。

（2）化石：指在自然条件下，保存在地层中的生物遗体或遗迹，包括实体化石、遗迹化石等，其放射性较高，很容易对人体造成伤害。

（3）奇石：其放射性的强弱程度相差很大。在检测过程中，人们发现，鹅卵石放射性偏高。

（4）金银首饰：一般来讲，除纯金（24K）首饰以外，其他的首饰在制作过程中都要掺入少量钢、铬、镍等材质，特别是那些异常光彩夺目的或廉价合成首饰。这些首饰的材质成分十分复杂，对人的皮肤造成伤害的可能性很大。金银首饰，不宜常戴，常戴的首饰最好进行放射性物质测定。

（5）天然石材：主要用作地面、窗台、厨房台面、浴室地面装饰等。天然石材因含有天然放射性物质，具有放射性。目前，我国已出台了天然石材的放射性标准，标准规定由于天然大理石的放射性强度极低，属于A类标准。同时，对花岗石材的放射性强度水平进行了明确界定，并依据其强弱不同划分为A、B、C三个级别，明确了每个级别花岗石材产品的应用范围：A类产品销售和使用范围不受限制；B类产品不可用于居室内饰面，但可用于其他一切建筑的内、外饰面；C类产品可用于一切建筑物的外饰面；对于放射性超过C类控制值的天然石材，只可用于海堤、桥墩及碑石等。

（6）砖石、地砖、瓷砖、混凝土：这些建筑材料的放射性水平可能比较高，主要原因是它们的制作原料可能是由矿业废渣、煤渣、钢渣或工业副产品组成的，而这些副产品里面常常含有浓缩的放射性元素，从而导致制成的建筑材料放射性水平很高。在家居装修中不要使用那些放射性含量较高的瓷砖、石材等材料，特别是选用石灰渣砖建房时要更加谨慎。

3. 核能外泄　核能外泄又称为核熔毁，是一种发生于核能反应炉故障时的严重后遗症。核能外泄所发出的核能辐射虽远比核武器威力与范围小，但也能造成一定程度的生物伤亡。

（二）　核辐射对人体的影响

当前人们最常听到的核辐射计量单位就是希（Sv），1 Sv = 1 000 mSv（毫希）。这是用来衡量辐射对生物体组织伤害的计量单位。据国家公布的《电离辐射防护与辐射源安全基本标准》（GB 18871—2002）规定，普通公众连续 5 年平均每年受到的核辐射不应高于 1 毫希，其中任一年不高于 5 毫希；从事核辐射相关工作的工作人员连续 5 年平均每年受到的核辐射不应高于 20 毫希，其中任一年不高于 50 毫希。

从医学的角度考虑，受照剂量在 100 毫希以下对人体影响不大（100 毫希相当于 1 年内累积照射约 10 次 CT）。人们受到辐射后，如果辐射剂量很大，则一定产生身体损伤，这称之为确定性效应；如果受到的辐射剂量不是很大，则有可能产生身体损伤，这称之为随机性效应。举例来说，一个成年人当他受到 1 毫希的全身慢性照射后，对他来说引起随机性效应（包括癌症和遗传效应）的概率只为 4.2%。

据国家原子能机构网站介绍，我国某些地区每年核辐射高达 3.7 毫希；砖房每年核辐射约为 0.75 毫希；宇宙射线每年核辐射约为 0.45 毫希；水、粮食、蔬菜、空气每年核辐射约为 0.25 毫希；土壤每年核辐射约为 0.15 毫希；胸部透视一次核辐射约为 0.02 毫希。

核辐射分为体外照射和体内照射。放射性物质通过呼吸、皮肤伤口及消化道进入体内，引起内照射；放射性物质穿透一定距离被机体吸收，使人体受到外照射伤害。内、外照射可引起辐射病。辐射病分为急性和慢性两种类型，常见症状有疲劳、头昏、出血、白血病、呕吐、腹泻等，核辐射还会增加癌症、畸变和遗传疾病的发生率。

短时间内大剂量辐射引起的放射性损伤，称急性放射病。较长时间超过允许剂量的辐射损伤，称慢性放射病。此病常见于接受过量射线的工作人员、公众及核武器爆炸的罹难者，主要引发造血功能障碍、内脏出血、组织坏死、感染及恶性变等。

急性放射病可分为初期、假愈期、极期和恢复期。外照射损伤主要出现在急性放射病典型病程的初期，表现为恶心、呕吐、疲劳、发热和腹泻。假愈期患者持续时间长短不同，症状有所缓解。严重的发展到了极期则有感染、出血和胃肠道症状。经恰当治疗，上述症状可逐渐缓解。

局部照射损伤随受照剂量的不同，在受照部位可出现红斑、水肿、干性脱皮和湿性脱皮、水疱、疼痛、坏死、坏疽或脱发等症状。局部皮肤损伤通常持续几周到几个月，严重者常规方法难以治愈。外照射多见于核电站工作人员。

内照射一般没有明显的早期症状，除非摄入量很高，但这种情况非常罕见。

国外发生的核辐射致病事件中，患者多表现为疲劳、头昏、失眠、皮肤发红、溃疡、出血、脱发、白血病、呕吐、腹泻等。有时还会增加癌症、畸变、遗传疾病发生率。一般来讲，身体接受的辐射能量越多，其疾病症状越严重，致癌、致畸风险也越大。

对日常不接触辐射的工作人员来说，每年正常的天然辐射（主要是因为空气中的氡辐射）为1 000~2 000微希。一次小于100微希的辐射，对人体无影响。与辐射相关的工人，一年最高辐射量为50 000微希。一次性遭受4 000毫希会致死，这也几乎就是在核爆炸中承受的辐射量。

二、 核辐射的常用防护方法

（一） 防护

1. 外照射的防护方法

（1）尽可能缩短被照射时间。

（2）尽可能远离放射源。

（3）注意屏蔽，利用铅板、钢板或墙壁挡住或降低照射强度。

（4）减少医疗性核污染的次数。

（5）远离装饰品中的放射性污染，应用达到安全标准的建筑材料。

（6）当放射性物质释放到大气中形成的烟尘通过时，要及时进入建筑物内，并关闭门窗和通风系统，避开门窗等屏蔽差的部位隐蔽。

2. 内照射的防护方法

（1）原则：避免食入、减少吸收、增加排泄、避免在受污染地区逗留。清除污染，减少人员体内污染机会。

（2）如果核事故释放出放射性碘，应在医生的指导下尽早用药。

（3）远离核泄漏所致的核辐射：

1）进入空气被放射性物质污染严重的地区时，要做好防护，防止通过呼吸道吸入。例如，用手帕、毛巾、布料等捂住口鼻，减少放射性物质的吸入。

2）穿戴帽子、头巾、眼镜、雨衣、手套和靴子等，可减少体表放射性污染。

3）要特别注意，不要食用受到污染的水、食品等。

4）如果事故严重，需要居民撤离污染区时，应听从有关部门的命令，有组织、有秩序地撤离到安全地点。撤离出污染区的人员，应将受污染的衣服、鞋、帽等脱下存放，进行监测和处理。

5）受到或可疑受到放射性污染的人员应清除污染，最好的方法是进行淋浴。

（二） 营养支持

1. 充足的能量供给 辐射使身体能量消耗增加，组织对糖的利用能力下降，足够的能量供给有利于提高人体对辐射的耐受力，降低敏感性，减轻损伤，保护身体。谷物中的碳水化合物是身体所需能量的主要来源，一旦摄入不足，将迫使体内脂肪和蛋白质不断转变为能量，造成蛋白质的相对不足，从而影响辐射损伤组织的修复，或使辐射损伤加重。糖类供给以果糖最佳，葡萄糖次之，而后是蔗糖等。

2. 补充蛋白质和维生素　蛋白质和维生素缺乏会导致机体对辐射的敏感性增高。因此，接触核辐射的人，要注意摄入充足的优质蛋白质和维生素，多吃胡萝卜、番茄、海带、瘦肉、动物肝脏等富含维生素 A、维生素 C 和蛋白质的食物，增强机体抵抗核辐射的能力。

3. 控制脂类摄入　人体受辐射照射后食欲缺乏、口味不佳，脂肪的总供给量要适当减少，但需要增加植物油所占的比例，因为植物油中的油酸有促进造血系统再生功能，防治辐射损伤效果较好。

4. 保持矿物质平衡　体内钾、钠、钙、镁等离子浓度须平衡，否则不能维持水与电解质平衡，轻者损害健康，重者甚至危及生命。微量元素与其他营养相互之间的关系也很重要，辐射损伤时，矿物质包括微量元素的过量或不平衡，均会产生不良影响。

5. 增加无机盐供应　在膳食中适量增加无机盐（主要是食盐），可促使人饮水量增加，加速放射性核素随尿液、粪便排出，从而减轻内照射损伤。

6. 有益的辛辣食物　辛辣食物属于常用调料，同时也是抵御辐射的天然食品。常吃辛辣食物不但可以调动全身免疫系统，还能保护细胞的DNA，使之不受辐射破坏。

（三）　常见防辐射食品

1. 黑芝麻　可增强机体细胞免疫、体液免疫功能，有效保护人体健康。

2. 紫苋菜　紫苋菜抗辐射、抗突变、抗氧化的作用，与其含硒有关。硒是一种重要的微量元素，能提高人体对抗辐射的能力。

3. 绿茶　绿茶中的茶多酚，不仅有抗癌和清除体内自由基的效果，还可以抗辐射。茶叶中还含有脂多糖，能改善造血功能，升高血小板和白细胞等。

4. 番茄红素　番茄红素不仅具备卓越的抗辐射能力，而且具备极强的抗氧化能力。番茄红素广泛存在于番茄、杏、番石榴、西瓜、木瓜、提子等水果及蔬菜中。其中，番茄中的含量相对较高，存在于番茄的皮和籽中。此外，番茄红素是脂溶性维生素，必须用油炒过才能被人体吸收。

5. 螺旋藻　螺旋藻含有丰富的植物蛋白，多种氨基酸、微量元素、维生素、矿物质和生物活性物质，可促进骨髓细胞的造血功能，增强骨髓细胞的增殖活力，促进血清蛋白的生物合成，从而提高人体的免疫力。因此，多吃海带、螺旋藻等，具有明显的抗辐射作用。

6. 花粉食品　花粉食品作为一种新型的营养保健品风靡全球，被称为"完全营养食品"，在营养食品中名列前茅。花粉含有十几种氨基酸，并且呈游离状态，极易被人体吸收。花粉中还含有40%的糖和一定量的脂肪，以及丰富的B族维生素和维生素A、维生素D、维生素E、维生素K等，其中维生素E、维生素K都是被科学家证实的能延缓人体细胞衰老过程的重要物质。花粉还含有铁、锌、钙、镁、钾等10多种无机盐和30多种微量元素及18种酶，花粉有一定的抗辐射效果。

7. 银杏叶制品　银杏叶提取物中的多元酚类对防止和减少辐射有奇效，对于在核辐射环境中的工作人员，经常服用银杏叶茶，能升高白细胞，保护造血功能。

（四）　中医药防护

中医认为，核辐射属于一种热毒、火毒，可以耗伤机体的阴液，也可导致血液妄行，从而造成疲劳、头昏、失眠、皮肤发红、出血等病症，因此可以通过服用一些具有清热解毒、益气养阴、凉血补血的中药或食物，以达到预防或减轻辐射的目的。例如，菊花、枸杞子、太子参、芍药、麦冬、银耳、山药、金银花、鱼腥草、仙鹤草、大枣、番茄等，可以煮水喝或泡茶饮用。1945年，美国在日本广岛投掷原子弹后，造成了许多日本百姓出现放射性疾病。有些具有一定医学知识的百姓，在投掷事件后，就大量食用鱼腥草进行解毒，并同时食用大枣及番茄等红色食品，事后并没有出现包括白血病在内的放射性疾病。

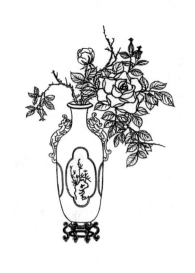

第四章

特殊职业的防护

第一节

粉尘病之首——肺尘埃沉着病

一、 什么是肺尘埃沉着病

（一） 概念

肺尘埃沉着病又称尘肺，是指由于在生产活动中长期吸入生产性粉尘引起的以肺组织弥漫性纤维化为主的全身性疾病。

（二） 表现

发病早期没有明显自觉症状，随着疾病的进展，会出现呼吸系统症状为主的表现。常见的首发症状是明显的气短。病情较轻的，仅在从事重体力劳动或爬山时感到气短，稍微休息后，就能好转。重者，一些轻体力劳动，甚至走上坡路或上楼梯时就感到明显气短。病情严重时，可导致呼吸和循环功能均出现异常，出现胸闷、气短、呼吸困难，甚至咯血、消瘦、肝大、下肢水肿等。

二、 肺尘埃沉着病的预防

肺尘埃沉着病预防的关键在于最大限度地防止有害粉尘的吸入，只要措施得当，肺尘埃沉着病是完全可以预防的。预防方法有：

（1）用工程技术措施消除或降低粉尘危害，是预防肺尘埃沉着病最根本的措施。

（2）应定时体检，对于在粉尘环境中工龄较长的工人还要按规定做离岗后的随访检查。

（3）注意个人防护和个人卫生，要佩戴防尘护具，如防尘口罩、防尘安全帽、送风头盔、送风口罩等，讲究个人卫生，勤洗澡，勤换工作服，特别是被汗水湿透的衣服。

三、 肺尘埃沉着病的治疗

我国古代对肺尘埃沉着病就有认识，中医古典文献有"焦肺必死"的记载。这里的焦肺，极可能是指石工所患的肺尘埃沉着病。现代医学指出肺尘埃沉着病发生的纤维化是不可逆的病理改变，目前还没有一种根治的办法。因此被诊断为肺尘埃沉着病者，第一，要立即调离粉尘作业，适当安排好工作或休养。第二，开展健身疗法，坚持体育锻炼、加强营养，以提高身体抵抗力。第三，同时重视心理治疗，帮助患者消除恐惧心理及麻痹大意思想。第四，预防并发症。第五，在专业的医疗机构积极治疗并发症。

中医依据时"缓则治其本""急则治其标"的原则，对肺尘埃沉着病患者进行治疗，即在急性感染期以祛邪为法，使感染迅速减轻和治愈。在感染缓解期以扶正为主，积极改善心肺功能，提高整个机体的免疫力，使患者的生活质量得以提高，使劳动力部分恢复。

具体药物治疗方面，应及时就医辨证治疗。在肺尘埃沉着病急性期以风热为主者，方用桑菊饮合银翘散加减；以风寒为主则重用葛根、荆芥、羌活、苏叶等；伴咳嗽者加桔梗、杏仁或紫苏子、莱菔子；以咳嗽、痰多、胸闷、发热为主症者，则以麻杏石甘汤为基础，加前胡、百部、白前、鱼腥草、浙贝母、桔梗、芦根、大青叶、板蓝根、黄芩等药以化痰清热宣肺，祛邪止咳、平喘。肺尘埃沉着病患者多有气虚，治疗上多加用红参、黄芪以补气，若伴肺热伤阴则加沙参、麦冬以扶正；若有肾不纳气则加枸杞子、补骨脂、五味子。

肺尘埃沉着病患者多伴肺肾气虚，气滞血瘀的症状，在缓解期，可通过补肾益气活血化瘀，改善其易于气短、胸憋、乏力的症状。

四、 肺尘埃沉着病的调护

肺尘埃沉着病预防重于治疗，治疗过程中当加强营养，树立战胜疾病的信心，保持心情舒畅，增强体质。坚持体育运动和腹式呼吸锻炼，特别注意预防呼吸道感染。适当安排劳动和休息，生活规律化。具体护理措施如下：

1. 健康生活习惯和合理适度的体育锻炼　一般来说，症状不多也没有并发症的肺尘埃沉着病患者不需要住院，要养成健康的生活习惯，并进行合理适度的锻炼。首先患者不能吸烟，吸烟可加重病情；其次要预防感冒，注意气候变化及时调整穿衣及户外活动；最后要适度锻炼，如散步、打太极、深呼吸等，做力所能及的体力活动，可增加免疫力。

2. 预防并发症　肺尘埃沉着病的常见和主要的并发症是肺部感染、结核、气胸、肺心病。预防感冒，特别是冬季要避免感冒。在感冒流行期不要到人员过于集中的地方，可有效地预防和减少肺部感染的机会。不要密切接触结核患者，预防结核病。保持大便通畅，大便时不要突然过分用力，咳嗽时要及时治疗，避免用力咳嗽，可预防和减少气胸的发生。

3. 及时治疗并发症　有肺部感染、肺心病、心功能不全、结核病时必须及时到医院治疗。气胸突然发生是急诊，必须立即到医院治疗。

总之，肺尘埃沉着病作为一种职业病，应该以预防为主，做好预防工作对于减少发病率和减轻发作症状有重要意义。

第二节

职业恶性肿瘤

职业恶性肿瘤常见于皮肤、泌尿道及呼吸道，因为这些部位经常与致癌物接触（如皮肤），或者在致癌物及其代谢产物吸收（如皮肤、呼吸道）与排泄（如泌尿道）时接触。

一、常见职业恶性肿瘤

1. **职业性呼吸道肿瘤** 以肺癌最为常见。因为很多致癌物存在于空气中，常常首先侵犯肺部。目前已知对人类呼吸道有致癌作用的常见物质有：放射性物质、石棉、煤焦油类物质、氯甲醚类物质、芥子气、木屑尘，以及金属镍、铬、砷、金等。易发病的人群有石棉工人、杀虫剂制造业工人、炼铜业工人、使用含砷杀虫剂的酿酒业工人、炼镍业工人、金矿工人、铬酸盐工人、冶金和化学工业中使用镍的镍业工人、焦炉工人、沥青工人等。

2. **职业性皮肤癌** 职业性皮肤癌往往发生在最易接触致癌物的暴露部位，如颈部、手背。常见的职业性皮肤癌致病因素有煤焦油类物质、沥青、蒽、木榴油、页岩油、杂酚油、石蜡、砷化物、辐射等。其中以接触煤焦油类物质的工人皮肤癌发病率最高。皮肤癌发病前往往有前驱性皮损，如表现在接触部位的煤焦油黑变病、痤疮及乳头状瘤，其他还有炎症、红斑、指甲变形症、溃疡等，都可以看作职业性皮肤癌的癌前病变。

早期见皮肤呈局灶性增厚，渐有较深的皱纹与擦损、局部萎缩、皮肤色素加深或减退、毛细血管扩张、指甲变脆、甲面成沟并凹陷等一系列临床表现，有时可出现溃疡、瘢痕等持续性体征，在皮炎的基础上出现了癌变。

3. 职业性膀胱癌　膀胱癌有 20% ~ 30% 为职业因素所致，所以在职业性肿瘤中占有相当地位。引起职业性膀胱癌的主要物质是芳香胺类，相关职业比较多的有染料工业、颜料制造、橡胶工业、纤维印染和印刷、煤气行业、焦油沥青行业等。职业性膀胱癌在发病前常有膀胱炎症状，如尿频、尿急等，也有的患者无任何前驱症状，而是突然出现无痛性血尿。此外，职业性膀胱癌恶性度高，且容易复发。

4. 其他职业恶性肿瘤　比较常见的还有淋巴系统、骨骼系统、造血系统及肝脏恶性肿瘤。已知的致癌物质有放射性物质、苯、麻醉剂、氯乙烯，可引起肝血管肉瘤。

二、 职业恶性肿瘤的预防原则

2 月 4 日是世界防癌日，2016 年世界防癌日主题是"癌症防控目标，实现并不遥远"。职业恶性肿瘤虽然可怕，但与非职业恶性肿瘤相比，职业恶性肿瘤的致癌因素比较清楚，只要采取适当的防护措施，尽量减少与致癌物的接触，职业恶性肿瘤还是可以预防的，可以有针对性地开展预防工作。主要预防手段为：①识别、鉴定、严格控制与管理职业性致癌因素，对接触者进行定期医学监护，筛选高危人群，并通过制定法规保证其实施。②生产环境中的致癌性职业因素应定期监测，使其浓度或强度控制在国家职业卫生标准规定以下。而定期体检、早期发现，及时诊断治疗（二级预防）已被证明是行之有效的措施。

加强高危人群健康教育，注意自身防护，掌握必要的防护知识，采取有效的防护措施以减少致癌物的接触是十分必要的。①避免太阳光的直射以减少紫外线的照射，在工作环境中穿好工作衣，使用必要的防护工具。②工作服集中清洗，去除污染，不许穿回家。在处理致癌物时，要严防污染厂外环境。③改变不良生活习惯，许多致癌物与吸烟有协同作用，也就是说吸烟会增强一些致癌物的致癌作用，戒烟对预防肿瘤是有益的，对于一般人群如此，对于接触致癌物的职业人群更是如此。

二级预防方面，职工医院加强监护尤为重要，对于接触职业性致癌因素的人群进行定期体格检查，是早期发现、及时处理癌前病变患者的重要措施。检查要有针对性，应根据不同工作性质及致癌物可能损害的部位进行专科检查。例如，接触煤焦油、石油产品等致癌物者应做全身皮肤检查和肺部检查；接触砷、石棉、镍、铬酸盐、氯甲醚类物质、放射性物质等，首先要考虑肺癌问题；接触苯的工人应选择血液实验室检查作为重点检查项目。只要严格实施以上防护措施，就可以减少职业恶性肿瘤的发生，降低职业恶性肿瘤带来的危害。

三、 中医药治疗方面

中医学对肿瘤的治疗积有一定的临床经验，应及时就诊，以防止疾病的进一步发展传变，中医药治疗除药物疗法外，还有针灸、气功等在改善临床症状、延长生存期方面具有一定的作用。

（一） 肺癌

1. 辨证分型

（1）脾虚痰湿证：咳嗽痰多，清稀色白，乏力，精神不佳，饮食减少，腹胀，大便溏薄，面色偏黄，方药可选六君子汤加减。

（2）阴虚内热证：咳嗽痰少难咯，痰中带血丝，心烦口干，形体消瘦，手足心发热，容易出汗，特别是夜间睡醒之后，治以滋阴清热，润肺生津，佐以抗癌之品，方药可选百合地黄汤加减。

（3）气滞血瘀证：痰不容易咳出，咳痰带血，胸闷、胸部刺痛，痛处明确，大便干，嘴唇指甲颜色偏暗，甚则皮肤青筋暴露，方选血府逐瘀汤加减，对于气滞血瘀肺癌患者，效果很好。

（4）气阴两虚证：咳嗽痰少，痰中带血丝，全身无力，少气懒言，稍劳累就觉得气息不足，平素怕冷容易感冒，纳差。方选生脉散合补肺汤，取益气，生津敛肺，抗癌三法以求本图治，使气阴两复，肺润津生，癌毒得以控制。

（5）肾阳亏虚证：咳嗽急，甚至呼吸急促，耳鸣头晕，腰酸腿软，怕冷，四肢凉，精神差。方选金匮肾气丸加减，针对肺癌阳虚患者的病机而设，故本方能取得一定的疗效。

2. 针灸治疗　针灸可以改善肿瘤患者的临床症状，延长生存期，还能减轻放疗的不良反应，有调整人体经络脏腑的生理功能和提高机体免疫功能的作用。下面简单介绍几组选穴：

（1）方1：胸痛剧烈者，可在肺经所循行部位选穴，并根据病情虚实来采取补泻手法。常用穴有孔最、太渊、尺泽。

（2）方2：胸痛、发热、痰多者，可选双侧足三里、合谷、内关、曲池。

（3）方3：肺癌发热（实热）者，可选肺俞、心俞、尺泽、曲池等，采用毫针泻法。

（4）方4：肺癌证属阴虚内热者，患者体瘦，口唇干红，舌头干涩瘦小，自觉手足心发热等症状，可选尺泽、肺俞、膏肓、足三里，并根据其他症状辨证选加穴位。

（5）方5：肺癌晚期肺肾两虚哮喘者，可选肺俞、膏肓、气海、肾俞、足三里、太渊、太溪等，用毫针刺，补法，可酌用灸，每日1~2次。

（6）方6：肺癌放疗、化疗后呕吐呃逆者，可选膈俞、脾俞、内关、足三里，毫针刺，平补平泻法直至呕吐呃逆消失。

（7）方7：肺癌放疗、化疗后白细胞减少者，可选用大椎、足三里、血海、关元，针刺，补法。

（二）　**皮肤癌**

皮肤癌在中医学中称谓不一，有"反花疮""石疗""石疽""乳疳"等称谓。

1. 辨证分型

（1）热毒内蕴证：见皮肤溃烂，分泌物是恶臭脓液，口苦干，低热烦躁，大便干。方药可选五味消毒饮加减。本方用于皮肤癌早期，或皮肤癌合并感染，或有远处转移，出现全身症状时。

（2）湿毒内蕴证：见皮肤癌呈囊肿状，呈现蜡色，内有黏液，渐增大，若皮肤破损则有恶臭分泌物，口中黏腻，全身困重，方药可选羌活胜湿汤加减。本方多适用于囊肿型皮肤癌。

（3）肝郁湿毒证：见乳头周围皮肤烂痒，有分泌物，干燥后结黄褐色痂片，乳头凹陷，触之坚硬。方药可选逍遥散加减。本方适用于乳腺湿疹样癌或乳腺外湿疹样癌即中医所说的"乳疳"。

（4）脾虚湿阻证：见皮肤癌肿大明显，皮肤表面破溃，破损的皮肤高且按之硬如花状，触之出血，全身无力，纳差消瘦。方选参苓白术散加减。本方适用于皮肤癌晚期属脾胃气虚者。

（5）肝郁血瘀证：见皮肤癌瘤破溃后不易收口，边缘高起，暗红色，质硬，翻如花状，性情急躁、易怒，胸肋胀痛，舌有瘀斑。方选柴胡疏肝散加减。

2. 外治法

（1）青黛散（经验方）：青黛60克、石膏120克、滑石120克、黄柏60克，各研细末调匀，麻油调搽患处。可以清热解毒，收湿止痒。

（2）三石散（经验方）：制炉甘石90克、熟石膏90克、赤石脂90克，共研细末外扑患处。可以收湿生肌。

若上二药配合使用，适用于湿疹样乳头癌。

（三）膀胱癌

膀胱癌属中医内科尿血、癃闭、血淋等范畴。《素问·气厥论》指出："胞移热于膀胱，则癃溺血。"中医学对膀胱癌没有专门研究，但对其相应临床症状有较多治疗经验，故对于膀胱癌不宜手术患者及手术后患者能明显改善临床症状，提高生存质量。

1. 辨证分型

（1）湿热下注型：尿频、尿急、尿痛，小便黄赤灼热，口渴，心烦。方选小蓟饮子或八正散。

（2）寒湿蕴结型：小便不利，滴沥不尽或尿频，尿色淡红，偶挟血块。手脚发凉，怕冷，形体虚胖，面色较白。方选五苓散。

（3）瘀毒蕴结型：腹痛明显，小便不通，或尿色暗红甚至有血块。方药可选失笑散。

（4）气血两亏型：无痛性血尿，或小便费力，头晕，面色淡白，精神不振，四肢无力，吃饭不香甜。方选补气养血的八珍汤。

（5）肝肾阴虚型：持续尿血，小便短赤，腰膝酸软，心烦及手脚心自觉热，晚上醒来身上有汗，消瘦。方选六味地黄丸。

2. 针灸治疗

（1）毫针取穴：实证取中极、膀胱俞、三阴交、阴陵泉、尺泽。虚证取肾俞、脾俞、三焦俞、关元、阴谷、三阴交。

（2）耳针取穴：膀胱、肾、尿道、三焦。

（3）梅花针：取小腹部正中任脉、肾经、胃经。

（4）穴位注射：取足三里、关元、三阴交。

（5）灸法：主穴有神阙、关元、中极、命门、三焦俞、三阴交。

四、预防调护方面

1. 饮食调护 饮食应富含各种营养素、新鲜而又容易消化，动物性和植物性食品兼顾，提倡清润滋补而避免辛辣刺激，如忌烟酒，避免食用有致癌作用的食物，如烟熏、腌制食品，油炸、煎烤的鱼肉，霉变食品。以健脾胃、补气血的清淡饮食为主，如薏苡仁粥、鲜蛋、鲜肉、新鲜果菜等。均衡营养，增加食物中蔬菜、水果的摄入量，多食富含胡萝卜素、维生素C、维生素E、叶酸、微量元素硒等食品，可以增加机体的抗癌能力。日常生活中的食物如大蒜、豆制品、绿茶等，都是抗癌良药。

　　菠菜中含有多种抗氧化物，有助预防自由基损伤造成的癌症。研究表明，每日进食适量菠菜，可使患肺癌的概率大大降低。此外，番茄、胡萝卜、南瓜、梨、苹果、葱和蒜等，也都对肺癌有预防作用。

　　芦笋是近年风靡世界餐桌的蔬菜之一，含有丰富的维生素、芦丁、核酸等，对淋巴瘤、膀胱癌和皮肤癌都有一定疗效。

　　菇类蔬菜有"抗癌第一菜"的美誉，口蘑、香菇等由于含有多糖体类的抗癌活性物质，可以促进抗体形成，使机体对肿瘤产生免疫能力，抑制肿瘤细胞生长，抵抗包括淋巴癌、肠癌等在内的多种癌症，特别是对肝癌患者有益处。

　　2. 运动调护　　根据全身状况，适当参加一些体育活动，可增加食欲，增强体质，如打球、跑步；可以做做轻柔的全身健身操，如太极拳、气功、八段锦、五禽戏等；可以自我按摩，适当刺激身体；也可以进行简单的腹式呼吸，深吸气后将气保留在腹部一会儿，再慢慢呼出。选择适合自己的运动方式，掌握好运动量，循序渐进并持之以恒，就一定会取得良好的效果。若病情稳定，经医生同意，可以参加正常的工作。但应定期到医院做各项检查，以便及时发现问题，及早处理。

　　3. 药膳调护　　药膳调护是指通过药膳来增强体质，增加营养，使机体产生抗御病邪的能力。对于放疗、化疗造成气血阴阳损伤的患者应注重药膳疗法。实践也证实药膳在配合癌症的治疗中发挥了不可低估的作用。

　　药膳调护也必须符合辨证施治原则，要因病因人而异，不能千篇一律。《黄帝内经》说，"谷肉果菜，食养尽之，无使过之，伤其正也"。即饮食若有失偏颇，对机体反而有害无利。若患者症见热象，就不能投以温热性的食物补品，如龙眼、荔枝、羊肉、狗肉、虾等，而应给予有清润作用的果蔬食品，如马齿苋、荠菜、鸭肉、芦根、芦笋、百合等。如脾胃虚弱而食少、腹胀、便稀，则应以健脾和胃的药食加以调补，如山药、茯苓、白扁豆、莲子、鸡内金、麦芽等。如肺癌患者见咳嗽、咳痰、痰中带血等，可能属阴虚痰热内蕴，则应忌食辛辣、鱼腥发物，以及壅气类食物，如芋、甘薯、洋葱、南瓜之类。

（1）葶苈汁鲫鱼：鲫鱼1尾、葶苈子30～60克。鲫鱼去鳞及内脏洗净，葶苈子用布包煎煮后取汁，鲫鱼入葶苈子汁内煮熟，加酒少量，姜、葱及盐、味精等调料。每日分2次食用。可降气平喘，利水抗癌。治肺癌胸水。

（2）百合大米粥：百合20克、大米30克，百合和大米加水共煮粥食用。可养阴清热。用于肺癌干咳，痰中带血，心中烦热者。

（3）桂圆（龙眼）莲子粥：莲心、龙眼、大枣各200克，水煎，每日分3次服。或糯米500克、白糖200克水煎成粥，每日2次。以提升机体免疫力。

此外，保持良好的情绪及充足的睡眠等生活调护也是非常必要的。学会调节自己的情绪，善待压力、心胸开阔，培养多种兴趣爱好，积极参加社会上癌症患者组织的活动，相互交流，可以减轻心理压力，增强战胜疾病的信心。

第三节

职业性皮肤病

职业性皮肤病是指劳动中以化学、物理、生物等职业性有害因素为主要原因引起的皮肤疾病。其特征是皮肤改变，由于职业因素的作用而发生，即和工作关系密切。

一、 接触性皮炎

（一） 概念

接触性皮炎是指皮肤黏膜接触外界某些物质后，主要在接触部位发生的炎症反应性皮肤病。

（二） 表现

接触性皮炎发病前有刺激物或过敏物质接触史，多发病急，皮肤损害发生在接触部位，轻者局部仅有充血、淡红或鲜红色斑，边界清楚；重者可出现丘疹、水疱、大疱糜烂渗出等损害；刺激性强烈者可致皮肤坏死或溃疡，甚至可泛发全身。除局部症状外，个别患者可有恶寒、发热、恶心、呕吐等全身症状。本病有自限性，除去病因后，可很快自愈。若未能及时除去病因，致使病程迁延，可转变成慢性，呈类似湿疹样皮炎。

1. 职业性刺激性接触性皮炎 急性皮炎呈红斑、水肿、丘疹，或皮肤底部发红并有密集的大水疱或疹子，疱破后皮肤表现为糜烂、有水液、结痂。患者自觉灼痛或瘙痒。慢性改变者，伴有轻重不同的皮肤潮湿，皮肤粗糙，脱屑，或皮肤出现裂口。

2. 职业性变应（过敏）性接触性皮炎 皮肤损伤的表现与刺激性接触性皮炎相似，但大的水疱少见，以皮肤底部发红、潮湿，覆盖有成片的疹子的湿疹样表现为多见，患者自觉瘙痒明显。

（三） 防治

（1）尽快除去病因，远离过敏的物质。

（2）饮食疗法：进食宜清淡，忌食易引起过敏的食物，如酒、海鲜等，忌食辛辣及油炸食物，多食新鲜蔬菜或水果，特别是发病期。

（3）舒畅情志，心情要保持愉快。慎起居，生活要有规律，不要过度劳累。

（4）适度锻炼，选择适合自己的一些活动，如爬山、散步、跳舞等。

（5）根据自己的体质情况，选择中药辨证调服，改善机体的一般状況，使我们不生病或少生病，以提高生活质量。

（四） 具体治疗

患者应在专科医生的指导下正规用药，西医治疗多口服抗组胺药、钙剂，皮损广泛而严重时，短时间内口服少量肾上腺皮质激素；伴发全身皮疹、水肿严重者，配合服用利尿剂，有利于消肿。

皮疹有糜烂渗液者，可选用溶液做冷湿敷；无糜烂渗液者也可用溶液湿敷，或仅外擦炉甘石洗剂。合并感染者可选用高锰酸钾溶液冷湿敷；皮疹日久呈慢性湿疹样皮炎者，可外用肾上腺皮质激素类软膏。

中医学无接触性皮炎名称，常按接触物加以命名，如"膏药风""马桶癣""粉花疮"等。中医认为变应性接触性皮炎的发病机制主要由于人禀性不耐，皮毛腠理不密，外受辛热之毒（接触某些物质），毒热蕴于肌肤而成病。治疗宜清热、凉血、利湿、解毒。

1. 辨证分型

（1）风热型：皮疹位于上部，并可见发热恶寒，疲乏不适，自觉瘙痒。舌质稍红，苔薄黄，脉浮数。治以疏风清热，方选防风通圣丸口服，每次6克，每日2~3次，温开水送服。

（2）湿热型：皮疹发生于下部，并可见发热、口苦、口渴、疲倦乏力、小便黄赤、大便干结。舌质红，苔黄腻，脉快而有力。治以清肝胆，利湿热，方选龙胆泻肝丸口服，每次6克，每日3次，症状减轻后，可酌情选用牛黄解毒片、黄连上清片、三黄片等成药。

（3）气血两燔型：此时病情较急重，可见皮疹泛发全身，并见畏寒或寒战、高热、烦躁不安、夜睡难寐、口干渴、舌质红绛、脉数。治以气血两清，泻火解毒。方选清营汤、犀角地黄汤加减。

2. 外治　皮肤损坏以丘疹为主者，可用三黄洗剂、炉甘石洗剂等外擦，或用青黛散冷开水调敷，每日3~4次；皮肤肿胀糜烂渗液较多，湿热较重者，可用蒲公英60克，鱼腥草30克，桑叶、生甘草各15克，水煎待冷后湿敷，或用10%黄柏溶液、生理盐水、3%硼酸水湿敷；糜烂已结痂者可用青黛膏外擦，每日 3～4 次。

二、 光敏性皮炎

（一） 概念

光敏性皮炎是指发病前接触明确的一定量的光敏物质（如煤焦沥青、氯丙嗪等），并受到一定强度和时间的日光照射，在暴露部位引起的皮肤急性光毒反应。

（二） 表现

这种皮肤损害产生是由于日光中的中波紫外线照射过度，中波紫外线作用浅表，强烈照射造成表皮细胞坏死，致真皮血管扩张，组织水肿，继之黑素细胞加速合成色素，皮肤色素加深。接触者常群体发病，反复发作。临床表现主要分为以下三型。

1. 化学性过敏皮炎　暴露在阳光下一定时间后表现为皮肤进行性发红，发炎，有时有青紫色素斑。与日光疹的区别在于是否摸到过或服用过化学性光敏物质，如煤焦油、煤焦沥青，以及药物氯吩噻嗪、氯丙嗪、氨苯磺胺、异丙嗪等。这些药物使某些人的皮肤对紫外线的敏感性增强，阳光照射引起过敏造成瘙痒的风团。

2. 日光性皮炎　主要是暴露在阳光下，短时间发生的风团（大的，瘙痒性红斑）。在离开阳光后 1～2 小时消散。大面积发病的人常常伴有头痛、虚弱、恶心。

3. 多形性皮疹　发作时阳光照射部位出现泛发的红色丘疹和不规则的皮疹。这些皮疹痒，一般出现在晒太阳后 30 分钟到几小时。丘疹和红斑一般在 1 周左右消退。

（三） 预防

要预防日光性皮炎，首先就是防晒，采取保护性措施（选用防晒霜），勿使暴露部位皮肤直接暴晒，外出活动不宜在强光下待太久，防止各种各样皮肤损伤。其次是注意避免光敏物质的摄入或接触，如化妆品中的香料、磺胺类药物、含绿叶素多的食物（芹菜、莴苣、油菜、菠菜、苋菜、小白菜、无花果等）。

（四）治疗

出现这些皮肤问题后最好不要盲目涂药或服药，若症状较重，更要根据病情按急性皮炎治疗原则及时找专科医生对症治疗。西医主要采取局部外用药物治疗，以消炎、止痛、对症治疗为原则。一般外搽炉甘石洗剂或振荡洗剂。严重者，局部用冰牛奶每隔 2~3 小时湿敷 20 分钟，直到急性症状消退；也可用乙酸（醋酸）湿敷。以后可外用皮质激素霜，有明显减轻局部红肿热痛的作用。剧痒者加服抗组胺药，有全身症状者口服抗组胺药和少量镇静药。给予补液及其他对症处理，尤为重要的是防止再次暴晒。

（五）中医调护

光敏性皮炎属中医学"日晒病"范畴，亦被称为"日晒疮"，其主要原因为暴晒，使皮肤受阳热湿毒外侵，风湿热郁于皮肤而成痒疹、湿疹或红斑。饮食方面，宜食清淡食物。保持精神舒畅，以利气血畅通。可用板蓝根或大青叶泡水代茶饮用，以清热解毒燥湿。可在专业医生指导下使用一些活血调肤、祛风止痒的药物从体内调理，配合使用一些中成药物的外搽药膏。

症状轻者，还可以选用一些外治的方法。仅有红斑无水疱，水疱较小且没有破溃者，可用蒲公英 30 克、野菊花 20 克，或生地榆、马齿苋各 30 克煎汤，冷后湿敷，每次 30 分钟，每日 3~4 次。每日 1 剂，用到症状减轻或痊愈。红肿明显，且水疱大，又已经破溃者，可用牛奶液（牛奶和水10:1）或盐水（1 茶匙盐溶于 500~600 毫升水中）湿敷，每 3 小时 1 次，每次 15~20 分钟，或每次持续治疗到大疱干涸；也可用等份的黄柏、青黛研细末，用香油调成糊状涂患处，每日 2 次。此外，有全身症状者，还应辨证后内服一些燥湿解毒的汤剂。晒伤较严重，尤其是伴恶心、呕吐、心悸等全身症状者，不要擅自处理，要及时到医院就诊。

三、 职业性电光性皮炎

（一） 概念

职业性电光性皮炎是指在劳动中接触人工紫外线光源，如电焊机、炭精灯、水银石英灯等引起的皮肤急性炎症。

（二） 表现

在无适当的防护措施或防护不严的情况下，于照射后数小时内发病。皮损发生在面、手背和前臂等暴露部位。皮损轻者表现为界线清楚的水肿性红斑，有灼热及刺痛感；重者除上述症状外，可发生水疱或大疱，甚至表皮坏死，疼痛剧烈。本病常伴有电光性眼炎，需要同眼科医生一起处理。

（三） 防治

（1）对从事接触人工紫外线光源的工作人员，就业前应进行皮肤科检查，有光敏性疾病和白化病者，不宜从事该工作。

（2）工作时应加强防护，操作紫外线光源时要穿工作服、戴手套及面罩，避免直接接触。

（3）加强防护条件，轻者暂时避免接触数日，适当安排其他工作；重者酌情给予适当休息。

（4）工人就业后需定期进行体检，体检时应注意皮肤色素变化及疣状赘生物。

（5）治疗应在医院专科医生的指导下按一般急性皮炎的治疗原则，根据病情对症治疗。中医治疗可根据症状来辨证施治。

四、 职业性黑变病

（一） 概念

职业性黑变病是指由于工人长期接触沥青、煤焦油、石油类产品或长期吸入这类物质的挥发物而致皮肤慢性炎症，最终发生皮肤色素沉着。

（二）　表现

职业性黑变病通常表现为有明显的职业接触史，易发生在暴露部位（面部、前臂、颈部及四肢），发病前轻度瘙痒，皮肤水肿性红斑，反复发作后可发生弥漫性或网状色素斑，呈淡褐色至深褐色，同时伴有毛细胞血管扩张、痤疮样损害、黑色苔藓样毛囊性小丘疹、轻度皮肤萎缩。

（三）　防治

1. 尽量减少接触机会　在使用和生产上述物质的过程中，改进操作方法；安装通风、排气、吸尘设备，降低车间中烟尘、粉尘浓度；搬运沥青时，采取必需的防护措施，以夜间及阴天进行为佳。

2. 加强个人防护　穿戴工作服、工作帽、口罩及手套，在暴露部位的皮肤上涂擦避光的防护剂。皮炎重者停止接触，避免日晒。

3. 及时专业的治疗　及时发现并去医院治疗，仅皮疹渗出、红肿明显者，可用3%硼酸溶液湿敷，外擦氧化锌油。全身症状重者，可服用皮质类固醇激素及抗组胺药，必要时静脉滴注。维生素C有抑制黑素细胞生成的作用，可给予大量维生素C静脉滴注，并可配合多种维生素治疗。

4. 中医药治疗　《黄帝内经》说，"黑为肾之色""面黑者肾之病"。黑变病发作缓慢，病程漫长，符合"久病及肾"；外邪入侵，伤及皮毛，出现皮肤的病变，符合"肺主宣发"；所以我们可以认为是肾脏、肺脏病变。在一些黑变病患者中可以有肾气不足和肺气不宣的一些表现，而在另一些患者中则很难见有上述表现，甚至属于无证可辨，中医认为后者属于病在孙络，病邪表浅的缘故。

（1）前者可去中医院依据症状体质辨证用药，也可配合中成药服用。

1）脾气亏虚者，气血不和，肌肤失养，伴乏力食少，腹胀便稀，面色不华，治宜健脾益气，养血消斑，成药可选：①香砂六君子丸口服，每次6~9克，每日2~3次，温开水送服；②补中益气丸口服，每次6~9克，每日2~3次，温开水送服；③归脾丸口服，每次6~9克，每日3次，温开水送服。

2）肝郁血瘀，常伴有烦躁易怒或心情忧郁，胸胁胀闷，月经不调，治宜疏肝解郁，活血化瘀，成药可选逍遥丸、丹栀逍遥丸或七制香附丸口服，每次6~9克，每日3次，温开水送服。

3）若肾水不足，虚火上炎，伴腰酸腿软，头晕面红，口舌易溃烂而红肿，治以滋阴补肾，降火消斑，成药可选六味地黄丸、知柏地黄丸，或少配以金匮肾气丸，口服，每次6~9克，每日3次，温开水送服。

（2）如后者病邪表浅，病在孙络则可采用针灸治疗，采用体针、耳针及穴位注射之法，有较好效果。此外，一些中药的外敷及涂搽也有一定的效果。

五、 痤疮

（一） 概念

痤疮俗称青春痘，是由于毛囊及皮脂腺阻塞、发炎所引发的一种皮肤病。它的形成很复杂，除了与激素、皮脂分泌过旺、痤疮杆菌、化妆不当、遗传等有关外，还与环境因素息息相关。例如，托腮或戴安全帽与脸部产生反复摩擦；空气污染、灰尘黏附于脸部肌肤；日晒、湿度过高；经常接触到油脂、含氯碳氢化合物，生活不规律、熬夜或睡眠不足、压力过大等都会降低皮肤自我修复能力，从而产生或加重痤疮。职业性痤疮病原多为煤焦油和石油加工产品如矿物油、沥青、石蜡、矿物油（如柴油、机油及各种润滑油）或某些卤素化合物引起。

（二） 表现

职业性痤疮发病前有明确的较长期职业接触史，根据接触物质不同可有以下两种分类及表现。

1. 油痤疮　接触部位发生毛孔粗大、角化、黑头粉刺及毛囊损害，常有炎性表现如丘疹、毛囊炎、结节及囊肿。较大的黑头粉刺可挤出黑头后留有凹陷性瘢痕。青年工人和皮脂分泌旺盛者易发，多发生于眼睑、耳郭、四肢伸侧，特别是与油类浸渍的衣服摩擦的部位，而不限于面、颈、胸、背、肩等寻常痤疮的好发部位。

2. 氯痤疮　接触部位发生以黑头粉刺为主的成片毛囊损害。初发时常在面部的眼外下方及颧部出现较聚集的针尖大小黑点，久则于耳朵周围、腹部、臀部及阴囊等处出现较大的黑头粉刺，伴有粟丘疹样皮损，但炎性丘疹较少见。耳朵周围及阴囊等处常有草黄色囊肿。

（三）　防治

1. 预防　预防的根本措施在于避免直接接触。

（1）减少接触：改进工艺，优化操作，穿防护服，增强通风设施。

（2）防护性体检：对从事相关行业的人员定期体检，对皮肤等临床表现跟踪调查，严重者应及早调换工作。

（3）肌肤护理：相关作业后用温水和中性肥皂或皮肤清洗剂清洗面颈部等难以防护部位，涂亲水性好、脂溶性乳化基质类防护膏。

2. 治疗　注意及时清除皮肤上存留的致病物，并针对表现，给予对症处理以缓解症状。

（1）出现毛孔角化肥厚、黑头的患者，口服维生素 B_6、维生素 E、维生素 A 等来调节皮脂腺分泌和疏通毛孔，外用药物以抗感染并剥脱黑头。

（2）出现红斑丘疹、囊肿者可给予抗感染治疗，必要时可进行外科切开。

3. 中医治疗　中医学认为痤疮属"粉刺""肺风粉刺"范畴，系肺经血热、过食肥甘或脾胃蕴湿积热所致。

（1）除中医药辨证汤剂内服外，还可以选用背俞穴挑治，治疗以清泄肺胃蕴热、活血化瘀理气为主。挑刺肺俞、胃俞、肝俞、膈俞及背部阳性反应点能起到清肺热、滋阴生津润颜的作用。

（2）耳部压穴治疗：刺激耳穴可调理气血津液、疏通经络、清泄上熏颜面之热毒，以达到巩固疗效，彻底治愈本病的目的。耳穴贴压取肺、肾、神门、交感、内分泌、皮质下。将王不留行贴压于上述穴位上，嘱患者每日按压3次，每穴每次5分钟；每日按压一侧耳穴，双耳轮换，10次为1个疗程。

六、 职业性皮肤病调护

1. 清洁　最简单的保养就是重视脸部的清洁，选择有效调整皮脂的产品。经常敷脸能深层清洁，补充角质水分使皮肤代谢正常。

2. 饮食　增加蔬菜、水果的摄入量，减少摄入糖、油脂，避免辛辣刺激性食物，多喝水。柠檬、黄瓜是可选择用于保护皮肤、消除色斑的天然食物，既可以切片敷面，也可以榨汁、泡水或熬粥服用。番茄中含丰富的维生素C，每日喝1杯番茄汁或经常吃番茄，能减少黑色素的形成，从而使皮肤白嫩，黑斑消退。胡萝卜含有丰富的β胡萝卜素，在体内可转化为维生素A。维生素A具有滑润、强健皮肤的作用。将新鲜胡萝卜研碎挤汁，取10～30毫升，每日早晚洗完脸后，以鲜汁拍脸，加上每日喝1杯胡萝卜汁，可防治皮肤粗糙及雀斑。

3. 茯苓蜂蜜面膜　白茯苓粉15克、白蜂蜜30克。将白蜂蜜与白茯苓粉调匀成糊状，晚上睡前敷脸，清晨用清水洗去即可。古代医家认为白茯苓能化解一切黑斑瘢痕，与白蜂蜜搭配使用，既能营养皮肤又能淡化色素斑，《本草品汇精要》有载："白茯苓为末，合蜜和，敷面上疗面疮及产妇黑疱如雀卵。"

4. 三白面膜　白茯苓30克、白芷15克、白芨20克、蜂蜜适量。将以上三种粉混合，冬天加蜂蜜适量，如果感觉黏就加几滴牛奶。夏天或是超油皮肤就只加牛奶适量，调和均匀涂于面部，每次20～30分钟。能祛斑增白、润泽皮肤，还可以提高皮肤的免疫功能。

5. 敏感性皮肤面膜　苹果1/4个，蛋黄一个，面粉2匙，蜂蜜1匙。将苹果捣成泥加蛋黄及面粉、蜂蜜搅拌均匀。清洁皮肤之后，将面膜敷于脸上，10～15分钟后用温水冲净即可，可天天使用。具有滋养、收敛、保湿等功效，可增强皮肤抵抗力，让皮肤明亮有光泽。

6. 油性皮肤面膜　蜂蜜、全脂奶粉、面粉，小黄瓜去皮捣成泥状。混合调匀后，均匀涂在脸上，20分钟后洗净。在深层清洁皮肤的同时具有很好的杀菌功效，可收敛粗大毛孔，同时滋润营养皮肤。

7. **蒲公英花水**　也能用于除斑，取一把蒲公英，倒入一茶杯开水，冷却后过滤，然后以蒲公英花水早晚洗脸。可使面部清洁，少患皮炎。

8. **枣甘麦舒心茶**　大枣 12 枚、小麦 30 克、甘草 6 克、合欢花 9 克，一起洗净，放入砂锅中，加入适量水，煮沸后再用小火煮 5 分钟左右。冷却到适宜温度后，调入蜂蜜，每日 1 剂，代茶饮。此茶具有益气健脾、宁心安神、除烦润肤的作用，非常适合面部痤疮、皮肤瘙痒等饮用。伴有脸色苍白、失眠、心烦者，坚持饮用，可改善不良情绪及面部皮肤问题。

9. **养血补津粥**　适合面色灰暗、心悸、脾虚的阴虚者。选用红花 10 克、当归 10 克、丹参 15 克、糯米 100 克，熬粥内服。

第四节

职业性眼病——电光性眼炎

一、了解电光性眼炎

（一）概念

电光性眼炎又称紫外线性眼炎，是眼部受紫外线过度照射所引起的角膜结膜炎。属中医"暴发火眼"范畴。约占眼外伤的 2%，多见于电焊工及水银灯下电影工作者，医院的紫外线消毒人员等，是一种常见的职业病。

（二）病因

电光性眼炎为眼睛的角膜上皮细胞和结膜吸收大量而强烈的紫外线所

引起的急性炎症，可由长时间在冰雪、沙漠、盐田、广阔水面作业或行走时未带防护眼镜而引起，或由太阳、紫外线灯等强烈紫外线的照射而致。电焊、热切割作业，由于高温电弧光产生强烈紫外线、红外线等，也容易诱发该病。

现代医学认为眼部被紫外线过度照射后，产生电光性损害，引起结膜、角膜表层的损害而致病。中医学认为风火毒邪攻目，灼伤白睛，累及黑睛，故致白睛暴赤，黑睛混浊，发为本病。

（三） 临床表现

本病潜伏期一般为 6～8 小时，常于夜间或清晨时自觉发病双眼有异物感，重者感觉双眼刺痛、眼睑痉挛、流泪，偶有盲点，有红视或黄视症发生；轻者面部及眼睑皮肤潮红，结膜充血，一般 2～3 日后症状消失。

二、 电光性眼炎的防治

电光性眼炎关键在于预防，注重个人防护。例如，电焊等作业人员应戴防护眼罩；改善工作环境，若室内有多台焊接机同时操作时，中间可设置间隔屏障，防止互相影响；工作室的墙壁可选用吸收紫外线的涂料粉刷；加强宣传教育，使群众知道电光性眼炎的危害性，认真遵守操作规程。

（一） 西医治疗

电光性眼炎的西医治疗方法是止痛，预防感染，减轻眼睑痉挛及促进角膜上皮恢复。

1. 止痛

（1）0.5% 丁卡因眼液 1 滴滴眼（不可多滴），以止痛、减轻症状，但不可多用，否则影响角膜上皮的愈合。

（2）局部冷敷：茶叶适量，用开水泡开，冷却后使用。患者仰卧床上，将湿茶叶敷贴于眼皮周围，轻轻启合眼皮数次，隔 30 分钟换茶叶 1 次，共 7～8 次。也可用茶叶贴住双眼，睡一夜即可痊愈。

2. 预防感染 0.25% 氯霉素滴眼液滴眼，每 2 小时 1 次；四环素眼膏涂眼，每晚睡前 1 次；0.5% 吲哚美辛（消炎痛）混悬液滴眼，每次 1~2 滴，每 2 分钟 1 次，共 5 次。

用 0.5% 吲哚美辛混悬液滴眼的同时，患者应休息，注意避光等。治疗期间应戴有色眼镜。亦可用可的松、地塞米松等眼药水。滴眼次数宜频，尤其发病 1 小时内，应持续滴眼至症状消失。

3. 促角膜上皮恢复　2% 硫酸软骨素滴眼液滴眼，每次 2~3 滴，10~20 分钟 1 次，1 小时后改为 1~2 小时滴眼 1 次，直至痊愈。电光性眼炎主要损害角膜上皮组织，硫酸软骨素与角膜表面物质成分基本相同，能促进角膜组织的再生与修复，并有一定的抗感染作用。因本品为高黏性物质，可在角膜表面形成保护膜，减轻摩擦，缓解疼痛，且有利于角膜上皮修复，是治疗电光性眼炎较理想的药物。

（二）　中医治疗

1. 中药治法　受紫外线过度照射后，白睛红赤，眼睑肿胀，羞明流泪，灼热疼痛，中医认为属于风火攻目。治以祛风清热解毒，方选羌活、防风、薄荷、牛蒡子、连翘、赤芍、栀子、生地黄、黄芩、黄连、生大黄。兼见黑睛混浊者，可加蝉蜕、木贼、白蒺藜，以退翳明目。

2. 针灸　针刺、指压揿针法及其他一些穴位刺激法，效果都较满意。如果耳针再配合体针，效果更明显，多数学者认为本病属热、属实，所以多主张以泻法为主。

（1）体针：主穴取风池、合谷、睛明，可配攒竹、阳白、四白、太阳。用泻法，每次取 2~3 穴，留针 15~20 分钟，可间断刺激。太阳、攒竹也可以用三棱针点刺出血。

（2）皮内针：攒竹、合谷，选揿针式皮内针 4 枚，分别揿入。留针数小时至一日，待症状明显减轻或消失时取出。

3. 其他　可冷敷以减轻充血；眼内滴入人乳或牛乳数滴亦有助于改善症状。

（三） 注意事项

（1）人乳、眼药水及眼药膏不能同时滴入，应稍有间隔，治疗期间应戴有色眼镜。

（2）当用吲哚美辛混悬液滴眼时，应适当注意避光休息。

（3）严重的或持久不愈的眼部症状，应立即到正规医院眼科就医。

三、 电光性眼炎调护

（一） 护眼按摩方法

1. 熨目法　清晨起床后，将双手互相摩擦，待搓热后用两手掌轻轻覆盖双眼，反复 3 次以后，再以食、中指轻轻按压眼眶，即可温通经脉。因眼周腧穴较多，可以调整经脉气血，疏肝明目，故早在《诸病源候论·目病诸候·目暗不明候》中就有"鸡鸣以两手相摩令热，以熨目三行，以指抑目左右，有神光，令目明不病痛"的说法。

2. 浴目法　轻闭双眼，用拇、食指指尖在眼内角揉按，再以两手四指并拢，以指面自两目上向外转摩 1～2 分钟，再向内转摩 1～2 分钟，自然呼吸，意注手下。坚持经常做，以达到消除眼疲劳，保护视力的目的。

3. 低头法　取下蹲位，两只手分别拉住两脚五趾，用力地往上提的同时低下头，这样使身体中的气血精气到达头部，从而起到营养耳目之作用。

4. 按摩小口诀　搓手浴面部，梳头压风府，分额揉太阳，鼻点迎香，眩目运眼眶，转耳点承浆，按三两次，双目证无恙。

（1）风府：后发际正中直上 1 寸，枕外隆凸直下凹陷中，可治头项病证、目痛等。

（2）太阳：眉梢与耳郭之间，用手触摸最凹陷处，可治头痛、眼睛疲劳疾病。

（3）迎香：鼻翼外缘中部与鼻唇沟之间。按摩此穴可有效地改善局部及其邻近组织的血液循环，起通窍理气止痛之效。

（4）承浆：唇下颌唇沟的正中凹陷处，以中指指腹按压此穴并轻轻旋转能调养任脉，滋补阴液，宁心安神，促进食欲。

以上方法可以单独做，也可任选一两种做，持久有恒，日久见成效。

（二） 护眼中药茶饮

1. **决明子茶** 决明子 10 克、菊花 5 克、山楂 15 克，决明子略捣碎，加入菊花、山楂，以沸水冲泡，加盖焖 20 ～ 30 分钟，即可饮用。缓解目昏干涩，视力减退。

2. **五味蜜茶** 五味子 4 克、密蒙花 6 克、绿茶 3 克、蜂蜜 10 克，五味子入锅略炒稍焦，再加入密蒙花、500 毫升水，煮沸 3 分钟，冲入绿茶泡 5 分钟，过滤加蜂蜜拌匀，即可饮用。可改善视功能减退。

3. **芝麻枸杞茶** 枸杞子 20 克，沙苑子、菟丝子、黑芝麻、何首乌、泽兰、食盐各 10 克，食盐炒热后加入枸杞子继续炒至枸杞子发胀，筛去食盐，取枸杞子与余药煎煮约 10 分钟，再浸泡 10 分钟，滤去渣，代茶饮用。有明目的作用。

（三） 护眼家庭药膳

日常饮食中应适当补充富含维生素 A 的食物，如胡萝卜、海藻、绿色蔬菜、鱼肝油、动物肝脏等，维生素 A 是参与调节视网膜感光的重要物质——视紫红质合成的重要成分，能提高眼睛对昏暗光线的适应能力，对防止工伤事故有益。

祖国医学认为肝开窍于目，肝血濡养目则目能视，所以在米粥中加进一些补肝食品，或配以相关的药物，就能起到养肝明目的食疗作用。

1. **羊肝粥** 羊肝 50 克切碎，白米 50 克。如常法煮米做粥，临熟入羊肝，煮熟调匀。补肝虚，明目。凡患眼疾者，均可辅食此粥。

2. **猪肝绿豆粥** 新鲜猪肝 100 克，绿豆 60 克，大米 100 克，食盐、味精各适量。先将绿豆、大米洗净同煮，大火煮沸后再用小火慢慢熬，煮至八成熟后，将切成片或条状的猪肝放入锅中同煮，煮好后加调味品。这种粥补肝养血、清热明目。

3. **补肝护眼汤** 猪肝 60 克或土鸡肝 2 个，菠菜、食盐、香油各少许。

将补骨脂、谷精子、枸杞子、川芎各 15 克加水煎煮约 20 分钟，滤渣留汁备用。肝切薄片，菠菜切小段备用。先用少量油爆香葱花，加入中药汁、肝、菠菜，煮熟后加入盐、味精即可食用。

（四） 实用护眼小知识

（1）晨起喝一杯加了菊花的绿茶，可以提神醒脑，清肝明目。

（2）经常按摩眼眶和面部，每次 10 分钟，每日数次，对眼睛有保健作用。

（3）若目赤肿痛或目赤障翳，可用新鲜的车前草煮水饮用，具有清热、利水、明目的作用。

（4）若眼睛常有血丝或突然有小范围充血，可以用新鲜的荷叶半张煮水饮用。荷叶能清热解暑、升发清阳、止血。

（5）若眼睛酸涩疲劳，可用牛奶洗眼。将纱布折叠成小块，在牛奶中浸透，覆盖在眼皮上 20 ~ 30 分钟，能解除疲劳。

（6）自制眼膜，以胡萝卜或黄瓜捣碎取汁后加入维生素 E 胶囊中的油剂 4 ~ 6 滴混匀，敷于眼部，每周 1 ~ 2 次，能使眼部滋润与放松。

第五节

职业性耳病——噪声性聋

一、 了解噪声

（一） 概念

噪声性聋是指在工作过程中，由于长期接触噪声而发生的一种进行性的感音性听觉损伤。职业性噪声主要包括工业性噪声，其来自机器或操作过程。碎料、冲床、打磨等工种的工人是职业性噪声性聋的高危人群。较高分贝的噪声环境会对耳蜗的毛细胞造成损伤，从而引起永久性听力损伤。

（二）　噪声对人的听力影响

1. 听力疲劳现象　当听觉受强噪声的损害后，离开噪声环境，在安静的地方耳朵仍感到嗡嗡作响，即耳鸣。耳鸣反过来影响掩盖听力，此时如果互相交谈，则听不清对方说话声音。一段时间后，耳鸣会逐渐减轻、消失，听力即能恢复，这就是听力疲劳现象。听力疲劳时听神经细胞并未受到实质性损害，是一种暂时性的病理生理现象。

2. 噪声性聋　是长期工作在高分贝的噪声环境下而又没有采取任何有效的防护措施，听神经细胞在噪声的刺激下，发生病理性损害及退行性变，使暂时性听力下降变为永久性听力下降，叫作噪声性聋。若是特别强烈的噪声还可导致爆震聋。噪声性聋进展缓慢，一开始是损伤听觉器官的高频听力区（4 000 赫兹以上），到晚期损伤 2 000 赫兹以下的低频听力区。而我们平时说话产生的声音频率范围正是在 1 000 ~ 2 000 赫兹的低频听力区，所以在耳聋的初期很少有人自己能感到耳聋，而是发展到晚期听说话都感到困难时才发现自己耳朵聋了。国内外现都已把噪声性聋列为重要的职业病之一。由于噪声易造成心理恐惧及对报警信号的遮蔽，它常又是造成工伤死亡事故的重要配合因素。

（三）　表现

如何发现自己出现听力问题？出现以下情况，你可能会患有听力下降，要及时到医院检查，争取早诊断、早处理，避免听力进一步下降。

（1）在工作场所需要大声讲话。

（2）家人经常抱怨你的讲话声音大；在家中看电视时需要开大声音。

（3）你发现自己在嘈杂的环境中听不清别人讲话。

（4）经常出现耳鸣，好像知了的叫声或机器的轰鸣声等，尤其在安静的环境中。

（5）部分人会出现劳累、精神抑郁、焦虑、情绪激动等情况，出现头晕、耳鸣、失眠、头痛、多梦、心悸、记忆力减退、注意力不集中等症状。

二、 噪声性聋的防治

噪声性聋是不可逆的永久性听力损伤，只能预防，无法治愈，所以防患于未然就显得尤为重要。虽然噪声性聋是无法治愈的，但如果发现得早，尽快离开噪声岗位，就能够把对听力的损伤降到最低。

生产性噪声对劳动者听力的损害往往是长期缓慢累积的结果，很容易会被忽视。

（一） 预防

防护措施包括：

（1）控制噪声源。

（2）阻断噪声传播：采用吸音、隔音、音屏障、隔振等措施，控制噪声的传播。

（3）采取个人防护措施：佩戴护耳器如耳塞与耳罩，耳塞或耳罩软垫用后需用肥皂、清水清洗干净，晾干后再收藏备用。若是橡胶制品，应防热变形，可撒上滑石粉储存。

（4）定期体检：接触噪声作业的工人，每年一次包括听力检查在内的职业健康检查尤为重要，发现听力异常达到国家规定的标准应及时调离噪声作业。

（二） 药物治疗

噪声性聋目前只能对症治疗。应用扩血管药、营养神经药及促进细胞代谢药可能有一定帮助。听力损伤严重者可选配助听器。

三、 噪声性聋的调护

相关职业病患者应到正规医院就医，并在医生的指导下治疗。

日常生活饮食中宜补充富含蛋白质和维生素的食物。有关专家的研究发现，噪声能使人体中的一些氨基酸和维生素消耗量增加。人体缺乏维生素，司听功能的内耳听觉细胞会发生退行性病变。因此，我们应多吃富含维生素 B、维生素 D、铁、锌等物质的食物。这类食物主要有豆类、瘦肉、木耳、蘑菇、各种绿叶蔬菜、萝卜、番茄、大蒜、牡蛎等。

（一）药食汤粥

在选用药食汤粥时，最好能去中医院请专门的医生结合自身体质及病情辨别症候以指导服用。

1. 肾精不足　中医认为肾与耳关系密切，肾为先天之本，藏精生髓，上通于脑，开窍于耳。《灵枢·脉度篇》云："肾气通于耳，肾和则耳能闻五音矣。"故对一些耳鸣耳聋时间较久，或有记忆力减退，注意力不集中，精力不足，工作效率降低，须发早白，腰酸膝软等表现者，可酌情服用以下汤粥。

（1）黑芝麻牛奶：黑芝麻 30 克、鲜牛奶 200 毫升、白糖 10 克，黑芝麻用小火炒熟出香味，趁热研成细末。将鲜牛奶倒入锅，加入黑芝麻细末、白糖，用小火煨煮，临沸腾时停火即成。可每日食用一次。黑芝麻中的维生素 E 非常丰富，其色黑入肾，有补肝肾，益精血等功效，可用于头晕眼花，耳鸣耳聋。

（2）核桃五味糊：核桃仁 100 克、五味子 30 克、蜂蜜适量，共捣成糊状，每日一次，每次 10 克服食。补肾健脑。

（3）桑杞粥：桑葚 20～30 克（鲜者更佳）、枸杞子 20 克、粳米 100 克、冰糖少许。将桑葚、枸杞子洗净，放入锅中与粳米同煮，粥熟时加冰糖稍煮即可。桑葚、枸杞子均有补益肝肾，滋阴养血作用，可治疗肝肾阴血不足所致的眩晕耳鸣，虚烦失眠。

（4）山萸粥：山药 15 克、山茱萸 20 克、粳米 100 克、冰糖适量。将山茱萸洗净去核，山药去皮后与粳米同煮，粥熟时加入冰糖稍煮即可。可滋补肝肾，用于肝肾不足，出现耳鸣、头晕目眩、腰膝酸软等症状者。

2. 痰热阻滞 朱丹溪提出"怪病多痰""痰生百病"。痰郁化热，痰热郁结，循经上壅耳窍，故耳鸣不休，所谓"痰热郁结，壅而成鸣"。此类多有耳鸣突发，体形肥胖，头昏而胀，痰多而黏等表现，可选用以下粥汤。

（1）海藻昆布黄豆汤：昆布、海藻各 30 克，陈皮 10 克，黄豆 100 克，加水后煮熟，加入盐，然后喝汤吃豆。海藻、昆布都有消痰散结作用，但两者偏寒性，所以平素脾胃虚寒及便溏者不宜食用。

（2）鱼腥草猪肺煲：鱼腥草 30 克、桔梗 15 克、猪肺 200 克。将猪肺洗净去筋切块，加清水适量合上药煲汤，用食盐少许调味，饮汤食猪肺。鱼腥草清热化痰可清肺脏痰热，气行而症状缓和。

（3）夏枯草瘦肉煲：夏枯草 6～24 克，猪瘦肉 80 克，煲汤饮用。可清肝火，散郁结，缓解头痛、眩晕、耳鸣等表现。

（4）合欢花蒸猪肝：合欢花（干品）10～12 克，加清水少许浸泡 4～6 小时，猪肝 100～150 克切片，同放碟中，加食盐少许调味，隔水蒸熟，食猪肝。有舒郁理气，养肝安神的作用，可用于耳鸣影响到夜间睡眠的情况。

3. 瘀阻耳窍 部分患者是由于耳部血管遭受刺激后，造成微血管痉挛，血流受阻所致。中医认为瘀阻耳窍，气血流行不畅，耳窍失养所致。现代研究认为某些类型耳鸣、耳聋与耳部微循环障碍有关，或有头痛如刺，部位固定，头昏，舌质紫暗等表现。

食疗可用毛冬青煲猪蹄：毛冬青 100 克、猪蹄 1 只，加水适量，煲 4 小时以上，食肉饮汤，分 2～3 次于 1 日服完。毛冬青有活血通脉的作用，现代研究认为它具有舒张外周血管及解除血管痉挛的作用，故可缓解相关症状。

4. 饮邪留滞 当机体水液代谢失常产生痰饮等病理产物，饮留体内局部，致清阳不升可致耳鸣、眩晕等，而现代医学则认为利水消肿要解除内耳前庭、迷路水肿、减轻神经压迫，促进局部淋巴回流。可有形寒肢冷，面色㿠白，痰白质稀，舌质淡白，苔白腻等表现，可适当选用以下食方。

（1）白胡椒猪肚汤：将猪肚切成丝后放入水中炖熟，加入白胡椒粉、盐、生姜调味，即可食用。因白胡椒散寒，温补脾胃，温化痰饮，故适合脾胃虚寒，手脚发凉者服用，如有内热者忌食，否则更容易动火耗气。

（2）草果牛肉汤：草果 6 克，牛肉 150 克切成小块，加清水适量煲汤，入食盐少许调味，饮汤食肉。草果性热，有散寒、燥湿的作用，亦适合虚寒体质者。

（二）　耳部按摩

用正确的方法按摩耳朵，可以起到预防耳聋的作用。经常按摩耳朵，可以疏通经络、运行气血、通窍聪耳、调理脏腑。下面介绍几个简单易行的按摩方法。

1. 按摩耳郭法

（1）耳轮：双手握空拳，用拇指和食指沿耳轮上下来回按摩、揉捏至发红发热，再用两拇指、食指、中指蜷曲成钳子形状，夹捏耳轮做向四周提扯动作。

（2）耳垂：用双手拇指和食指捏住耳垂轻轻下拉，力量由轻到重，每次 15 ~ 20 下。

（3）耳根：中指放在耳前，食指放在耳后沿耳根下上推摩，40 ~ 50 次，推后感觉耳部发热。

（4）耳尖：用一手绕过头部拉住对侧耳朵上沿向上拉 20 次，再换手以同样的方法拉对侧耳 20 次。

2. 点按腧穴法　耳前三穴，在外耳道前有一软骨凸起为耳屏，自上而下于一条直线上排列着三个穴位，分别是耳门、听宫、听会。张嘴时三个穴位都会出现凹陷。按揉它们都有治疗耳鸣、耳聋的作用。可以每日用手指按揉或食、中指指腹上下搓擦，以发热

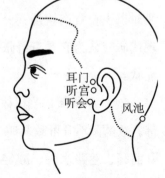

为最佳的按揉程度。按揉后枕部酸痛点及双侧风池穴，以有酸胀感为度。

3. 鸣天鼓　两手掌心按住耳孔，两手对称横按在枕部，将两食指翘起叠在中指上面，然后把食指从中指上滑下，叩击脑后枕部，可以听到洪亮清晰之声如击鼓，约20次，每日可以多次施行。

4. 振耳法　手掌置于耳上，一紧一松挤压耳部，或以手中指压于耳屏上再随即放开多次，先慢后快。

5. 闭嘴吞咽法　可早晨至空气清新处，吸气后把嘴巴闭紧，做吞咽动作多次，然后有节奏地张开嘴巴、闭嘴，尽量要将嘴巴张大使咽喉部得到活动，以保持耳咽管通畅。可使耳朵内外的压力保持平衡状态，经常锻炼可耳聪目明。

以上动作要轻柔，以不感觉疼痛、耳郭发红发热为限，每次 3 ~ 5 分钟，清晨起床和晚上睡前可各做一次，而且要长期坚持。如果耳部有慢性炎症、皮肤病、冻疮等，则要停止上述动作。

（三）　日常注意事项

（1）避免再次噪声刺激。平时要锻炼身体，增强体质，调适寒温，谨防虚邪贼风侵袭，受邪感冒后要及早治疗，要用正确方法擤鼻涕。

（2）保持心情舒畅。要怡情养性，避免过度忧郁与发怒，已有耳鸣耳聋者，更要注意精神调护，以免加重病情。

（3）注意饮食调理。应减少肥甘、油腻、辛辣刺激饮食，以防积滞成痰，阻滞耳窍气血，加重已有病情。

（4）注意调养休息，尤忌房劳过度。若夜间耳鸣，睡前可用热水浸脚，或以手用力摩擦两足底涌泉穴，令其热，有引火归原，减轻耳聋的作用。

（5）睡前不要喝浓茶、咖啡、可可、酒精等刺激性饮料，并戒除吸烟习惯。

第六节

振动病

一、 概念

振动病是在生产劳动中长期受外界振动的影响而引起的职业性疾病。按振动对人体作用的方式，可分为全身振动和局部振动两种。局部振动病是国家法定职业病之一。患者多有神经衰弱综合征和手部症状。

二、 表现

振动病是人体长期受振动所致，主要症状常表现在手上。

（一） 手部症状

（1）以手麻、胀、痛、凉，手掌多汗为主要症状。

（2）手颤、手无力。在冬季寒凉条件下突然出现手指麻木、冰冷、苍白，形如白蜡、界线分明的雷诺现象，局部取暖加温后可转为发绀，伴发胀，刺痛。严重者，肢端血管闭塞、侧支循环血供不足，手指末梢可发生坏疽。病程长者，可有骨质变性。

（二） 神经衰弱症状

神经衰弱症状主要指由振动引起的头昏、耳鸣、重听、失眠、乏力、记忆力减退等症状。

三、　预防

在驾驶车辆时，应戴手套，使手掌间接与轿车方向盘接触，以缓冲振动的作用和刺激；对驾驶座位应进行适当调整，在座位靠背上装配富有弹性的垫子，以分散振动冲击；要保养好轿车的减震器，使其始终处在良好的工况下；正确选用轮胎花纹，驾驶车辆时平顺柔和，减少粗暴动作，并正确选择路面行驶。

四、　调护

（一）　饮食调理

振动病主要表现为四肢血液运行不畅，除了要及时就医外，还可用以下食疗方加以治疗。

（1）鲜生姜 10 克、当归 10 克、大枣 20 枚、粳米或糯米 150 克，同煮为粥。可当作早餐食用。

（2）瘦羊肉 150 克、鲜生姜 10 克、当归 10 克、葱 2 根、粳米 150 克，羊肉切块与姜、米、当归同煮粥，加盐、葱花调味。寒冬腊月早晚各服一碗。

（3）当归、鲜生姜各 50 克，上二味布包与瘦羊肉 1 000 克小火焖熟烂，去药渣，加桂皮，茴香末少许，分次食肉喝汤。

（4）羊脊骨 2 条、桃仁 10～15 克、川芎 10 克，药用布包共煮汤。去药渣入葱、姜末、食盐调味，服汤。

（二）　饮食禁忌

（1）忌食脂肪含量较高的食物，如肥肉、卤肉、动物脂肪、油炸食品，久食会加重动脉硬化，易引起血管栓塞。

（2）忌烟酒，因为烟酒可刺激神经兴奋，不利于疾病恢复。

（3）早期忌食生冷，宜食用温热食物；时间长者忌辛辣、辛热及刺激性食物，如辣椒、芥末、羊肉等，久食会加重病情，且不利于病情康复，宜食甘凉滋润类食物。

在加强饮食调理的同时，应积极锻炼身体，增强身体免疫力，定期进行健康体检，发现病症及时治疗。

第七节

减压病

在夏日的闷热天气里，去江河或近海潜水，置身碧绿、淡蓝或透明的水世界中，一洗尘间的纷扰喧嚣是多少人的梦想。但是，如果潜水者在不知不觉中下潜了数十米，之后突然上浮，那么减压病就有可能不期而至。

一、概念

减压病是指由于高压环境作业后减压不当，体内原已溶解的气体超过了过饱和界限，在血管内外及组织中形成气泡所致的全身性疾病。在减压后短时间内或减压过程中发病者为急性减压病。主要发生于股骨、肱骨和胫骨，缓慢演变的缺血性骨或骨关节损害为减压性骨坏死。

有潜水作业、沉箱作业、特殊的高空飞行史，且未遵守减压规定，并出现氮气泡压迫或血管栓塞症状和体征者，均应考虑为减压病。国外学者将减压病分为轻级（Ⅰ型）和重级（Ⅱ型）。凡出现中枢神经系统症状或循环、呼吸系统受累者均属重级。实际情况中约1/3的患者为Ⅰ型和Ⅱ型复合病例。

二、 表现

（一） 皮肤表现

皮肤瘙痒及皮肤灼热最多见。瘙痒可发生在局部或累及全身，以皮下脂肪较多处为重，主要由于气泡刺激皮下末梢神经所致。如果皮肤血管被气泡栓塞，可导致皮肤缺血与静脉瘀血，表现为皮肤苍白、青紫，呈大理石样斑纹。大量气体在皮下组织聚积时，也可形成皮下气肿，触之如握雪感。

（二） 肌肉骨骼系统

约90%的病例可出现肢体疼痛。轻者有劳累后酸痛，重者可有跳痛、针刺样或撕裂样难以忍受的剧痛。患肢常保持弯曲位，以求减轻疼痛，又称屈肢症或弯痛。潜水作业者疼痛部位以上肢为多；沉箱作业则以下肢为多。局部检查并无红肿和明显压痛。引起疼痛的原因可能是神经受累、血管与肌肉痉挛、局部缺氧、肌腱及骨关节损伤等。

（三） 神经系统

减压病对神经系统的损害大多在脊髓，因该处血流灌注较差，特别常发生在供血较少的胸段，可表现为截瘫、四肢感觉及运动功能障碍、尿潴留或大小便失禁等。应及时进行有效治疗，否则可导致病变长期存在，给患者带来极大痛苦。由于脑部血液供应丰富，脑部病变较少。如脑部血管被气泡栓塞，可产生头痛、眩晕、呕吐、运动失调、偏瘫，重者昏迷甚至死亡。特殊感觉器官受累，可产生内耳性眩晕、神经性聋、复视、视野缩小、视力减退等。

（四） 循环、 呼吸系统

血液循环中有气体栓塞时，可引起心血管功能障碍，如脉搏增快、黏膜发绀等，严重者并发低血容量性休克。淋巴管受侵，可产生局部水肿。如大量气体在肺小动脉及毛细血管内栓塞时，可引起肺梗死或肺水肿等，表现为严重的胸痛、呼吸困难、气短，甚至出现死亡。

（五） 其他

大网膜、肠系膜及胃血管中有气泡栓塞时，可引起腹痛、恶心、呕吐或腹泻等。患者也可有发热。

三、 预防

（1） 对潜水员尤其是新潜水员，要进行医学防治知识教育，使潜水员了解减压病的发病原因及预防方法。

（2） 养成良好卫生习惯，建立合理生活制度。工作前应充分休息，防止过度疲劳；不饮酒和少饮水。工作时应预防受寒和受潮。工作后应立即脱下潮湿的工作服，饮热茶，洗热水浴，在温暖的室内休息30分钟以上，以促进血液循环，使体内多余的氮加速排出。

（3） 每日应保证高热量、高蛋白、中等脂肪饮食，并适当增加各种维生素，预防发生血管内凝血。

（4） 定期体检及做好潜水前体检。骨关节尤其四肢大关节每年应进行 X 线检查，一直到停止高气压作业后 4 年为止。

（5） 高气压环境中工作者膳食：在膳食供给时，要注意供给充足的必需氨基酸、不饱和脂肪酸和微量元素，维生素供给量要较一般环境中多，每日至少给予充足的维生素 C 和充足的 B 族维生素。

要考虑到在高气压条件下人们食欲减退的问题，为了使潜水员能摄入足够的营养素，要照顾到各人的喜好与口味。在供给食物的品种方面，强调应供给充足的果蔬与饮料，少给产气的食物。在加压前 2～3 小时供给高碳水化合物，低脂肪的易消化的膳食较好。

第八节

航空病

翱翔蓝天是无数人年轻时的梦想。随着我国航空、航天事业的发展，越来越多的人成为让人羡慕的飞行员、空姐，那份职业的荣耀感无疑会成为他们人生的亮点。但是荣耀背后由于航空从业者的特殊工作环境，使得他们的身体极易受到低气压的伤害。航空性中耳炎、航空性鼻咽炎等疾病已成为影响航空从业者身体健康及职业前途的重要因素。

一、概念

航空病是指飞行在 4 000 米以上的高空，因缺乏防护措施（供氧不足等）或气压突变等而发生的病症。包括：①因空气稀薄而发生的缺氧症。症状同高山病，因此又称高空病。②因座舱不密闭的飞机在高空上升过速或座舱密闭的飞机在高空时密闭性突然被破坏，以致舱内的气压急剧下降，可出现减压病症状。③飞机运动时产生的空晕病。

二、预防

1. 防晕机　晕机呕吐是平衡器官紊乱，身体适应较差的缘故，一般只要保持镇静，排除杂念，服些防晕车船药就会平安无事。如果知道自己可能会晕机，最好在登机前 15 分钟服药。

2. 防旧病突发　飞机起飞、降落、上升、下降、转弯、颠簸等飞行姿势的变化，以及飞机在穿越云层时光线明暗的快速变化，会刺激一些疾病发作。以下几种人群需注意：

（1）由血栓或出血引起的脑血管疾病患者，绝对不要乘飞机。

（2）重度脑震荡患者应有专科医生随行并采取有效防范措施；轻度脑震荡患者应随身带止痛药。

（3）患有血管硬化症的老年人在登机前可服少量镇静剂。

（4）感冒流涕和鼻塞不通的患者最好不乘坐飞机，因为咽鼓管阻塞有鼓膜穿孔的危险。

3. 防航空性中耳炎　有效措施是张嘴和吞咽。张着嘴或一个劲地吞口水，当然也能起预防作用，但毕竟欠雅观。所以航班上一般都忘不了给每位旅客送一小包包装精美的糖果，这道理就在其中。嚼几粒糖果或嚼几块口香糖使咽鼓管常开。咀嚼是预防航空性中耳炎的最有效办法，也是最令人轻松愉快的措施。

若感觉症状仍未消除，可用拇指和食指捏住鼻子，闭紧嘴巴，用力呼气，让气流冲开咽鼓管进入中耳空气腔而消除耳闷、耳重、耳痛等症状。

第九节

教师职业病——慢性咽炎

据卫生部门一项不完全统计数据表明：约有70%的教师处于亚健康或患病状态。教师常见的职业病有咽喉炎、颈腰椎疾病、下肢静脉曲张等。日常生活中，注意合理膳食，均衡营养，多食用蛋白质、维生素和微量元素等营养食品；注意劳逸结合，积极锻炼身体；并保持良好的心理状态，可以预防并减少教师职业病的发生。下面就慢性咽炎的防护进行介绍。

一、 概念

慢性咽炎为慢性感染所引起的弥漫性咽部病变。多发生于成年人，其主要病因有急性咽炎反复发作、鼻窦炎分泌物刺激、上呼吸道感染、长期粉尘或有害气体刺激、烟酒过度或其他不良生活习惯、过敏体质或身体抵抗力低下等。慢性咽炎也可以是某些全身性疾病的局部表现。

二、 表现

慢性咽炎在中年教师中比较普遍。因为教师们需要长期用力大声说话，若不注意保护嗓子，容易使声带水肿、充血或发生小结，加之长期受粉尘刺激，或嗜好烟酒，或有急性喉炎多发史，则更易使邻近组织慢性炎症蔓延，从而引发慢性咽炎。慢性咽炎以咽部不适、发干、异物感或轻度疼痛、干咳、恶心、咽部充血呈暗红色、咽后壁可见淋巴滤泡等为主要表现。慢性咽炎患者，因咽分泌物增多，故常有清嗓动作，吐白色痰液。因此发现以上症状之后应到医院进行详细的检查，以便确诊。

慢性咽炎的治疗西医一般注重局部用药，仅有缓解一定症状之功能，中医治疗着重于治本，按辨证分型法用药，疗效较好。中医分型如下。

1. 阴虚火炎型 咽部不适，痛势隐隐，有异物感，黏痰量少，伴有午后烦热，腰腿酸软舌质红，脉象细数。

2. 痰瘀互阻型 咽部干涩、刺痛，咽肌膜深红，常因频频清嗓而恶心不适。舌质红，苔黄腻，脉滑而数。

3. 阴津受损型 咽干痒甚，灼热燥痛，饮水后痛可暂缓，异物感明显，夜间多梦，耳鸣眼花。

三、 防治

慢性咽炎难以根治，而且病程漫长，所以护理尤为重要。内容不外乎饮食、居处、劳逸、服药和精神五方面的护理。

（一） 预防方法

（1）注意用嗓卫生，上课时切勿太大声或急切地说话。

（2）修正讲话方式，注意发音方法，将胸式呼吸改为腹式呼吸。

（3）常用温开水、薄荷含片润喉，以刺激唾液分泌，润滑喉咙，不宜过多食用辣椒等刺激性食物及巧克力等糖分高的食物。

（4）居室空气不要太干燥；注意休息，尽量避免感冒，如有炎症要及时就诊。

（5）平时可多进行跑步、打球等锻炼活动，这样不但能增强体质，还可增大肺活量，为吸气、呼气和发音奠定良好的基础。

（6）吃富含胶原蛋白和弹性蛋白的食物，如猪蹄、猪皮、蹄筋、鱼类、豆类、海产品等，有利于慢性咽炎损伤部位的修复。

（7）多摄入富含 B 族维生素的食物，如动物肝脏、瘦肉、鱼类、新鲜水果、绿色蔬菜、奶类、豆类等，有利于促进损伤咽部的修复，并消除呼吸道黏膜的炎症。

（8）平日多食用一些清爽去火、养阴生津之品，如橘子、甜橙、菠萝、甘蔗、橄榄、鸭梨、苹果，少吃或不吃煎炸、辛辣刺激性食物。

（9）药茶也是中医的一个特殊的简便疗法，既方便，又可持久。

（10）保持情绪稳定，多阅读些有益文献，以涵养性情。

（11）室内湿度过低时，可使用加湿器等湿化空气。生活要有规律，以防劳累耗伤气阴，引起虚火上炎。

（二） 中医辨治

1. 阴虚火炎型

（1）方药：养阴清肺汤加味。

（2）药物组成：麦冬10克、生地黄12克、玄参10克、白芍6克、甘草4克、生石膏10克、薄荷4克、川贝粉6克、牡丹皮6克、桑叶6克，每日1剂，水煎服。

2. 痰瘀互阻型

（1）方药：消瘰丸加味。

（2）药物组成：玄参15克、牡蛎30克、川贝15克、生地黄10克、麦冬10克、三棱10克、昆布10克、海藻10克，每日1剂，水煎服。

3. 阴津亏损型

（1）方药：生脉饮加味。

（2）药物组成：生晒参10克、麦冬15克、五味子6克、石斛10克、玉竹15克、白茅根10克、竹茹10克、玄参6克，每日1剂，频频润咽服之。

4. 气滞痰结型

（1）方药：半夏厚朴汤加减。

（2）药物组成：法半夏10克、厚朴10克、茯苓15克、生姜10克，伴有痰多，可加入瓜蒌10克、贝母10克；有咽部增生滤泡，可加入玄参10克、牡蛎15克；咽干、黏膜萎缩时，可加入沙参15克、柴胡6克、白芍10克等。每日1剂，水煎服。

四、 调护

（一） 一般调护

（1）保持室内合适的温度和湿度，空气新鲜。

（2）保持口腔清洁。早晚用淡盐水漱口，漱口后不妨再喝一杯淡盐水，为咽部杀菌、清洁和湿润，改善咽部的环境，预防细菌感染。坚持6~12月，慢性咽炎就能得到非常有效的控制。早晨、饭后及睡觉前漱口、刷牙，可以保持口腔清洁。

（3）饮食要清淡、避免进食辛辣刺激性食物。多吃一些含维生素 C

的水果、蔬菜，以及富含胶原蛋白和弹性蛋白的食物，如猪蹄、鱼、牛奶、豆类食品、动物肝脏、瘦肉等。少食煎炒和有刺激性的食物，如辣椒、胡椒等。

（4）戒烟酒。烟酒既可刺激咽喉又可使机体功能受损，应坚决戒除。

（5）防治口鼻疾病，消除炎性病灶。如果慢性咽炎急性发作，出现咽痛、咽痒、咳嗽、分泌物增多等症状，要及时看医生。

（6）不要乱吃抗生素。滥用抗生素可能导致咽喉部正常菌群失调，引起二重感染。另外，每一种抗生素都有不良反应，会对人体造成危害。同时，滥用抗生素还能引起细菌耐药。

（7）调畅情志，学会让自己快乐起来。可以每日自我按摩天突穴 50 次，10 日为 1 个疗程。

（二） 饮食调护

1. 绿豆海带汤　将绿豆与海带（切丝）放于锅中，加水煮烂后入白糖调味，每日当茶饮。

2. 西瓜汁　将西瓜切开取汁，频频当茶饮。

3. 绿茶蜂蜜饮　绿茶 5 克、洋槐花蜂蜜适量。将绿茶置杯中，冲入沸水，加入蜂蜜饮服，每日 1 剂。可清热利咽，润肺生津。

4. 百合绿豆汤　百合 20 克、绿豆 50 克、冰糖适量。将百合、绿豆加清水适量煮熟，加入冰糖饮服。

5. 荸荠萝卜汁　荸荠、鲜萝卜各 500 克。将荸荠洗净去皮，鲜萝卜洗净切块，同放搅拌机内搅拌成汁。每日饮汁数小杯，连服 3~5 日。

6. 蜜枣甘草汤　蜜枣 8 枚、生甘草 6 克，将蜜枣、生甘草加清水 2 碗，煎至 1 碗，去渣即可。可以作为饮料服用，每日 2 次。

7. 芝麻红糖粥　芝麻 50 克、粳米 100 克、红糖适量。先将芝麻炒熟，研成细末。粳米煮粥，待粥煮至黏稠时，拌入芝麻红糖稍煮片刻即可食用。

8. 枸杞粥　优质枸杞子 15 克、糯米 150 克。将糯米、枸杞子分别洗净，加水放置 30 分钟，以小火煮制成粥即可。每日服用 1 碗。

9. 甘蔗萝卜饮　用榨汁机榨新鲜甘蔗汁、萝卜汁各半杯，新鲜百合 100 克或百合干 50 克，将百合煮烂后混入甘蔗汁、萝卜汁，冰箱冷藏。每日临睡前服用 1 杯。

10. 银耳沙参鸡蛋饮　银耳 10 克、北沙参 10 克，加水适量熬煮取汁，然后打入鸡蛋 1~2 个，蛋熟后加适量冰糖服用。

11. 其他

（1）取鸭蛋 1~2 只及大葱（连白根）数根同煮。饴糖适量调和，吃蛋饮汤，每日 1 次，连服 1 周，具有滋阴清热之效。

（2）水发海带 500 克、白糖 250 克。将海带漂洗干净，切丝，放锅内加水适量煮熟，捞出，放在小盆里，拌入白糖腌渍 1 日后即可食用，每日 2 次，每次 50 克。

（3）鲜河蟹 1 只、生地黄 30 克，加清水适量，小火煎成 1 碗，分 2~3 次服完，连服 3 日。有过敏史者慎用。

（三）　气息调护

方法：静坐，两手轻放于两大腿，两眼微闭，舌抵上腭，安神入静，自然呼吸，意守丹田，口中蓄津，待津液满口，缓缓下咽，如此 15~20 分钟，然后慢慢睁开两眼，以一手拇指与其余四指轻轻揉喉部，自然呼吸意守手下，津液满口后，缓缓下咽，如此按揉 5~7 分钟。每日练 2~3 次，每次 15~30 分钟。

（四）　药茶调护

（1）罗汉果 1 个。将罗汉果切碎，用沸水冲泡 10 分钟后，不拘时饮服。每日 1~2 次，每次 1 个。

（2）胖大海 5 枚、生地黄 12 克、冰糖 30 克、绿茶叶适量。上药共置热水瓶中，沸水冲泡半瓶，盖闷 15 分钟左右，不拘次数，频频代茶饮。

（3）绿萼梅、绿茶、橘络各 3 克，女贞子 6 克。将女贞子捣碎，与前三味一起用纱布包住后放入杯内，以沸水冲泡，约 20 分钟后即可饮用。

每日 1 剂，不拘时服。

（4）青橄榄 5 枚、胖大海 3 枚、绿茶 3 克、蜂蜜 1 匙。先将青橄榄放入清水中煮片刻，然后冲泡胖大海及绿茶，闷盖片刻，入蜂蜜调匀，徐徐饮之。每日 1~2 剂。

（5）桑叶 15 克、菊花 15 克、杏仁 10 克、冰糖适量。将杏仁捣碎后，与桑叶、菊花、冰糖共置保温瓶中，加沸水冲泡，盖闷约 15 分钟后即可当茶水饮用，边饮边加开水，每日 1 剂。

（6）板蓝根 15 克、山豆根 10 克、甘草 10 克、胖大海 5 克。共置保温瓶中，用沸水冲泡，盖闷约 20 分钟后即可当茶水饮用。也可加水煎煮后，倒保温瓶中慢慢饮用，每日 1 剂。

（7）鲜马鞭草 50 克、绿豆 30 克、蜂蜜 30 克。将绿豆洗净沥干，鲜马鞭草连根洗净，用线扎成 2 小捆，与绿豆一起放锅内，加水 1 500 毫升，用小火炖 1 小时，至绿豆酥烂时离火，捞去马鞭草，趁热加入蜂蜜搅化即可饮汤食豆。每日 1 剂，分 2 次服，连服数日。

（8）胖大海 5 克、蝉蜕 3 克、金银花 10 克、石斛 15 克。水煎代茶饮。

（9）生山楂 20 克、丹参 20 克、夏枯草 15 克。使用时，先用清水洗去浮尘，然后加水煎 30 分钟后，滤取药汁，每日数次，当茶频饮。

（10）五色茶、罗汉果、甘草、菊花、桔梗适量，加水煎 10 分钟后，即可饮用。

（11）玄参 10 克、金银花 20 克、射干 5 克、生地黄 10 克、甘草 3 克。洗净泡茶频饮，每日 1 剂。服时应小口呷服频饮。

第十节

教师职业病——下肢静脉曲张

一、 了解下肢静脉曲张

（一） 概念

下肢静脉曲张是指下肢浅表静脉发生扩张、迂曲成团状，晚期可并发慢性溃疡。本病未破溃前属中医"筋瘤"范畴，破溃后属"臁疮"范畴。下肢静脉曲张是静脉系统最重要的疾病，也是四肢血管疾病中最常见的疾病之一。多见于长时间负重或站立工作者。教师需要长时间地站立授课，下肢静脉内的血柱形成静脉内的压力，使静脉血不易向心脏回流，而向足部倒流，导致下肢静脉曲张。

（二） 表现

（1） 表层血管像蚯蚓一样曲张，明显凸出皮肤曲张呈团状或结节状。

（2） 腿部有酸胀感，晚上重，早上轻；皮肤有色素沉着，颜色发暗；皮肤脱屑、瘙痒、足踝水肿。

（3） 腹水，肝脾大、呕血、黑便、双下肢广泛水肿；患肢疼痛，运动时加剧，有时静止时疼痛，夜间加重。

（4） 患肢有异样的感觉、发冷、潮热、变细，曲张部位皮肤有针刺感、奇痒感、麻木感、灼热感。

（5） 表皮温度升高，有疼痛和压痛感。

（6）趾甲增厚、变形、生长缓慢或停止。

（7）坏疽和溃疡产生。

二、 下肢静脉曲张的防治

（一） 预防

（1）避免长时间站或坐，应经常让腿做抬高、放下的运动。

（2）避免经常提重物。

（3）保持正常体重，避免肥胖，以免因超重使腿部静脉负担增加。

（4）每晚检查小腿是否有肿胀情况。

（5）勿穿高跟鞋，要穿能支撑住脚弓的矮跟或中跟鞋，鞋跟2厘米左右。

（6）保持脚及腿部清洁，避免受伤。

（7）如腿部皮肤比较干燥，应遵医嘱涂药。

（8）晚上睡前，多用热水敷腿、泡脚。

（9）讲课时，教师应将身体重心交替由一只脚移到另一只脚上，始终保持一只脚处在休息状态，并可慢步走动。

（10）充分利用课间休息时间活动双腿，促进血液循环。

（11）慢跑、关节屈伸活动、腿部按摩，都可以预防静脉曲张。

（12）静脉曲张严重或有并发症者，必须去正规医院正确诊治，切不可急病乱投医，使用不科学的治疗方法，延误病情，甚至使局部组织癌变。

（13）此病有遗传倾向，有静脉曲张家族史者，一般在30岁左右发病，因此在儿童和青少年时期应勤于运动，增强体质，有助于防治。

（14）妇女经期和孕期等特殊时期要给腿部特殊的关照，多休息，要经常按摩腿部，帮助血液循环，避免静脉曲张。

（15）戒烟。因吸烟能使血液黏度改变，血液变黏稠，易瘀积。口服避孕药也有类似作用，应尽量少用。

（16）抬高腿部和穿弹力袜：抬高双腿使体位改变，帮助静脉血液回流，有利于降低腿部的静脉压力，防止静脉曲张的形成。可选择使用医用弹力袜，在每日下床之前，将双腿举高慢慢套入。弹力袜的压力能改善且防止下肢静脉曲张。

（17）饮食调理：应多吃新鲜蔬菜和水果，如苦果、黄瓜、莲藕、苦菜、菠菜、油菜、白菜等含有维生素 C 较高的蔬菜，以及瘦肉，每日临睡前最好喝一袋鲜牛奶或吃一个香蕉。

（二） 治疗

本病可分为急性期和稳定期。

1. 急性期

（1）络热证：

1）症状：患肢青筋隆起，出现条索状红肿、疼痛，以后红肿消退，留下硬索，并有色素沉着，局部常有牵制、隐痛、坠胀感。可伴有发热、口渴、便秘、溲赤（小便短赤）等。舌红，苔黄腻，脉滑数。

2）治法：清热凉血、通络。

3）药物组成：紫草、赤芍、益母草、生地黄、牡丹皮、生甘草。热重者可加水牛角片、水牛角粉、生石膏等。

（2）湿热夹风证：

1）症状：患肢青筋隆起，色素沉着，湿疹样变化，瘙痒或局部红肿疼痛，腹股沟淋巴结肿大，屡次发作，象皮腿；或小腿溃疡创面夹腐，肉芽不清，分泌物稠厚、臭秽，边缘或厚或薄，周缘皮疹灼热，瘙痒刺痛；下肢红肿。舌红，苔黄腻，脉滑数。

2）治法：清热化湿、祛风。

3）药物组成：茵陈蒿、虎杖、黄柏、胡黄连、白鲜皮、虫蒌、苦参、垂盆草等。热重者可加生大黄、黄芩等；湿重者可加车前子、生薏苡仁等。

（3）湿毒证：

1）症状：有郁积性皮炎渗出性的浅创面厚腐，分泌物量多，脓稠不畅，味臭，周围皮肤红赤或红紫，伴瘙痒；下肢肿胀明显。舌苔厚腻。

2）治法：化湿解毒。

3）方药：益母草、泽兰叶、黄芩、黄连、栀子、虫蒌、白花蛇舌草、生大黄等。热重者可加水牛角片、水牛角粉、生石膏等。

2. 稳定期　此期以正虚为主，证属气血亏虚。

（1）症状：下肢青筋迁曲，小腿轻度肿胀，皮肤色素沉着，下肢沉重，伴有全身乏力。疮面下陷，边缘形如缸口；或胬肉突出疮外，疮口周围的皮肤成片紫暗，少有痛热感，皮下硬化；可经年累月，不易收口。舌淡红，苔薄白，脉沉弱。

（2）治法：益气养血通脉。

（3）药物组成：党参、黄芪、白术、茯苓皮、川牛膝、益母草等。有中气下陷症状者，可加入升麻、柴胡等。

第十一节

司机职业病——视疲劳

一、　了解视疲劳

（一）　概念

视疲劳又称视力疲劳，是眼的一种特殊的疲劳感觉。司机在开车时，眼睛时刻都要注视路面的车辆和行人的情况，易引起视疲劳。倘若汽车的挡风玻璃质量粗糙，或高低不平，厚薄不一，可直接影响司机的视力，导致视疲劳。

（二） 症状

视疲劳者会出现头晕、视物模糊、两眼胀痛等症状。

二、 视疲劳的防护

（一） 预防

（1）选用质量上乘的挡风玻璃。

（2）长途行车时要强调适当休息或者交换开车，防止视力过度疲劳。

（3）司机朋友在停车后应眺望远处或绿色植物，或者做做眼保健操，以缓解眼部疲劳。

（4）司机在休息时，应抓紧时间擦干净挡风玻璃上的灰尘。

（5）司机看完电视后需休息一会儿再开车。

（二） 眼保健操

（1）首先静坐望远。静坐可以使眼睛充分休息、更快消除疲劳；望远可使眼的调节功能放松。

（2）闭目养神，此时使眼球的调节完全处于休息状态，默念四八节拍。

（3）双拇指置于太阳穴，其余四指微弯，分别从内至外刮上眼眶四个八拍，再用食指腹面刮下眼眶四个八拍。

（4）用双食指在攒竹穴顺时针、逆时针轻柔交替旋转揉捻四个八拍。眉毛内侧端凹陷处即攒竹穴。

（5）用双拇指揉捻丝竹空四个八拍。眉毛外侧端即是。

（6）用右手拇、食指捏揉睛明穴四个八拍。双眼内眼角稍上鼻根处即睛明穴。

（7）双手拇指按压在耳垂下方、半握拳用食指尖内面顺时针、逆时针旋转捻揉四白穴四个八拍。眶下孔凹陷处即四白穴。

（8）双手拇指按压在耳垂下方，半握拳，双手食指顺时针、逆时针揉捻太阳穴四个八拍。眼外角斜上方颞侧凹陷处即太阳穴。

（9）用双手拇指、食指按揉耳垂眼穴四个八拍。

（10）用双手拇指揉按风池穴四个八拍。风池穴位于耳后枕骨下。

（三）穴位按压

（1）按睛明穴：按时吸气，食指尖点按睛明穴。按时吸气，松时呼气，共36次，然后轻揉36次，每次停留2~3秒。

（2）揉按四白穴：眼光下移到鼻翼的中点。按时吸气，略仰头，松时呼气，共36次，然后轻揉36次，每次停留2~3秒。

（3）揉按太阳穴：按压太阳穴，按时吸气，松时呼气。共36次，然后轻揉36次，每次停留2~3秒。

（4）按压风池穴：松时呼气，按时吸气，共36次，然后轻揉36次，每次停留2~3秒。

（5）吸气，将两手掌心搓热。两手由承浆穴（嘴角）沿鼻梁直上至百会穴（前额）经后脑按风池穴，过后颈，沿两腮返承浆穴，呼气。做36次。自然站立，抬头望天约1分钟，再低头望地1分钟。然后合目静坐。将意念集中于双眼，舌抵上腭，自然呼吸，可以用来缓解视疲劳。

（四）转眼法

选一安静场所，或坐或站，全身放松，清除杂念，二目睁开，头颈不动，独转眼球。先将眼睛凝视正下方，缓慢转至左方，再转至凝视正上方，至右方，最后回到凝视正下方，这样，先顺时针转9圈。再让眼睛由凝视下方，转至右方，至上方，至左方，再回到下方，这样，再逆时针方向转6圈。总共做4次。每次转动，眼球都应尽可能地达到极限。这种转眼法可以锻炼眼肌，改善营养，使眼灵活自如，炯炯有神。

（五）眼呼吸凝神法

选空气清新处，或坐或立，全身放松，二目平视前方，徐徐将气吸足，眼睛随之睁大，稍停片刻，然后将气徐徐呼出，眼睛也随之慢慢微闭，连续做9次。

（六） **熨眼法**

此法最好坐着做，全身放松，闭上双眼，然后快速相互摩擦两掌，使之生热，趁热用双手捂住双眼，热散后两手猛然拿开，两眼也同时用力一睁，如此 3～5 次，能促进眼睛血液循环，增进新陈代谢。

（七） **食疗**

1. 具有改善视力作用的食物

（1）富含维生素 A 的食物：各种动物肝脏、鱼肝油、鱼卵、禽蛋等；胡萝卜、菠菜、苋菜、苜蓿、红心甘薯、南瓜、青辣椒等蔬菜中所含的 β 胡萝卜素能在体内转化为维生素 A。

1）维生素 A 作用：维生素 A 与正常视觉有密切关系。

2）缺乏的危害：维生素 A 不足，则视紫红质的再生慢而且不完全，暗适应时间延长，严重时造成夜盲症。如果膳食中维生素 A 缺乏或不足将会出现眼干燥症，此病进一步发展则可成为角膜软化及角膜溃疡，还可出现角膜皱褶和毕脱氏斑。

（2）富含维生素 C 的食品：维生素 C 可减弱光线与氧气对眼睛晶状体的损害，从而延缓白内障的发生。含维生素 C 的食物有柿子椒、番茄、柠檬、猕猴桃、山楂等新鲜蔬菜和水果。

（3）钙：钙与眼球构成有关，缺钙会使正在发育的眼球壁及巩膜的弹性降低，晶状体内压上升，致使眼球的前后径拉长而导致近视。含钙多的食物主要有奶及其制品、贝壳类（虾）食物、骨粉、豆及豆制品、蛋黄和深绿色蔬菜等。

（4）铬：铬能激活胰岛素，使胰岛发挥最大生物效应，如人体铬含量不足，就会使胰岛素调节血糖功能发生障碍，血浆渗透压增高，致使眼球晶状体、房水的渗透压增高和屈光度增大，从而诱发近视。铬多存在于糙米、麦麸之中，动物的肝脏、葡萄汁、果仁中铬含量也较为丰富。

（5）锌：锌缺乏可导致视力障碍。含锌较多的食物有牡蛎、肉类、肝、蛋类、花生、小麦、豆类、杂粮等。

（6）珍珠：珍珠含95%以上的碳酸钙及少量氧化镁、氧化铝等矿物质，并含有多种氨基酸，如亮氨酸、蛋氨酸、丙氨酸、甘氨酸、谷氨酸、天门冬氨酸等。珍珠性味甘咸寒，用珍珠粉配龙脑、琥珀等配成的真珠散点眼睛，可抑制白内障的形成。

2. 眼疲劳食疗验方　黑豆粉1匙，核桃仁泥1匙，冲入煮沸过的牛奶1杯后加入蜂蜜1匙，早晨或早餐后服。或当早餐，另加早点。

第十二节

司机职业病——前列腺炎

一、概念

前列腺炎是指前列腺特异性和非特异感染所致的急慢性炎症，从而引起患者出现以骨盆区域疼痛或不适、排尿异常等症状为特征的一组疾病。

二、形成原因

1. 久坐　长时间坐位工作，使盆腔受挤压而充血，血流缓慢瘀滞，对病原体抵抗力减弱，易诱发前列腺炎。

2. 饮水不足　因受驾驶工作影响而不能保证及时、足够地饮水，常使身体处于轻度脱水状态，尿液浓缩，易患尿道炎、膀胱炎，从而诱发前列腺炎。另外，伴随的便秘症状，也不利于前列腺的健康。

3. 憋尿　受工作所限无法或不便及时排尿而强忍之，造成人为的尿液潴留，膀胱压力增高。长期如此可造成尿路及生殖道上皮防御细菌的能力下降，致泌尿生殖系感染。更危险的是，对于已患膀胱炎或后尿道炎的患者，其尿液可经前列腺管逆流入前列腺组织中，最易致前列腺炎。

4. 疲劳 长时间工作，睡眠不足，体力透支，焦虑，急躁，常处于疲劳状态，使机体抗病能力减弱，也是诱因之一。

5. 卫生差 个人卫生习惯不好，所患疖、痈等皮肤感染灶或扁桃体炎、龋齿等感染灶内的细菌可直接由血液途径传播至前列腺，所致多为急性前列腺炎。另外，长时间的坐位，常使会阴潮湿，尤其在天气炎热的夏季，亦增加患病机会。

6. 不良嗜好 许多司机有烟酒嗜好，身体受到毒害，循环系统功能降低，抗病能力减弱。尤其饮酒，可加重前列腺充血。

三、 表现

前列腺炎多有尿频、尿急、尿痛，排尿时尿道不适或灼热症状。排尿后和便后常有白色分泌物自尿道口流出。有时可有血精、会阴部疼痛、性功能障碍等。前列腺饱满、增大、质软、轻度压痛。病程长者，前列腺缩小、变硬、表面不完整，有小硬结。

四、 预防

（1）注意生活规律，坚持锻炼身体，增强抵抗力。

（2）注意个人及驾驶室卫生，发现身上有感染灶时尽快治疗。

（3）持续驾车1小时左右，应下车适当运动，活动腰髋，伸展四肢。长途驾驶可轮班操作，司机交替休息。

（4）不喝酒，即使是在节假日期间或必须应酬的场合也不喝酒，或只喝少量的低度酒。注意补充多种维生素及微量元素。不吃辣椒等刺激性食物，安排好一日三餐，做到平衡膳食。平时多饮水，多排尿。

（5）常做前列腺功能锻炼：动作要领是深吸气的同时用力提肛门、

会阴部的肌肉等，其作用是松弛盆腔的肌肉，同时可配合对前列腺做轻微的按摩。

（6）热水坐浴。加强局部保暖，局部保持温暖可减少前列腺出口的阻力，使得前列腺液的排泄不受阻碍，有利于前列腺炎的预防。

（7）保持大便通畅，每日定时排便，日常饮食中要多吃蔬菜。适量吃水果和适量活动，遇有便秘时要及时治疗。

五、 调治

（一） 温水坐浴

将40 ℃左右的水（手放入不感到烫），倒入盆内，约半盆即可，每次坐浴30分钟左右。水温降低时再添加适量的热水，使水保持恒定有效的温度，每日1~2次，10日为1个疗程。需要注意，确诊为因前列腺炎引起的不育者，不应采用坐浴法。因为可使精子的产生出现障碍，造成精子停止产生的后果，从而更加降低了受孕的可能。

（二） 中药熏洗

用活血化瘀、清热利湿药物进行坐浴。如三棱20克、莪术20克、陈皮20克、野菊花50克、苦参50克、马齿苋50克、槟榔30克、元胡30克等，加水煎出药液约1 000毫升，温度在40 ℃左右，先熏后洗。

（三） 自我按摩

患者取下蹲位或侧向屈曲卧位，便后清洁肛门及直肠下段后，用自己的中指或食指按压前列腺体，每次按摩3~5分钟，以每次均有前列腺液从尿道排出为佳。按摩时用力一定要轻柔，按摩前可用肥皂润滑指套，减少不适。每次按摩治疗至少间隔3日以上。如果在自我按摩过程中，发现前列腺触痛明显，囊性感增强，要及时到医院就诊，以避免慢性前列腺炎出现急性发作时还行前列腺按摩的情况。

（四） 穴位贴敷

将活血化瘀、清热祛湿类药如苦参、川牛膝、车前子、血竭等各等份，共研末，用风湿止痛膏将药物贴于脐部，隔日换一次药。

（五）饮食调理

（1）每日嚼食去壳生南瓜子适量，早、中、晚各1次。1周为1个疗程，可连续服2~3个疗程，无不良反应。服南瓜子期间可多食番茄以提高疗效。

（2）每日食用2~3个苹果或榨汁饮用。

（3）进食其他含锌高的食物，如瘦肉、鸡蛋、花生仁、核桃仁、芝麻、松子、葵花子等。

（4）栗子炖乌鸡：将乌鸡洗净后切块，与栗子、盐、姜同放锅内，加水适量炖熟即可食用。可补益脾肾。

（5）葵菜羹：将葵菜叶洗净，煮沸后加入淀粉，加食盐、味精调味，滴入香油即可。空腹食，每日2次。有消炎解毒、清热利湿作用。

（6）瓜仁薏米汤：冬瓜仁15克，薏苡仁50克，将冬瓜仁与薏苡仁洗净后放入锅内加清水煮熟后即可食用。

第十三节

其他职业病

一、职业性哮喘

由于合成化学工业的飞速发展，近年职业性哮喘发病人数正逐年增多。职业性致喘物广泛分布于化工、纺织、印刷、油漆、冶炼、合成纤维、木材加工、橡胶、塑料、黏合剂、制药、电子、农药、家禽饲养、印染、美容、颜料、照相、皮毛加工等行业。

（一） **概念**

因工作吸入致喘物引起的支气管哮喘称为职业性哮喘。支气管哮喘是一种常见的呼吸系统疾病。判断哮喘是否由职业原因引起的方法非常简单。简单来说，如果一旦进入工作环境哮喘立即恶化，而周末或较长的假期后则症状好转或者减轻，那么，哮喘就可能是工作造成的。

引起哮喘的原因有多种，其中因工作中吸入致喘物质引发哮喘的人数占哮喘总人数的2%～15%。一些行业中哮喘发病人数非常高，如铂冶炼业、酶洗涤剂制造业、谷物粉尘作业。

（二） **表现**

一般来讲，职业性哮喘常于第一次接触职业性致喘物后数周到数年后发生。哮喘发作的主要临床表现：轻者仅胸闷、气短、咳嗽、咳痰、两肺听诊可闻哮鸣音；重者可表现为烦躁不安、心悸、明显呼吸困难、发绀、大汗、两肺满布哮鸣音、肺通气功能明显受损等。应及时发现并去医院接受正规治疗。

（三） **防治**

职业性哮喘是可以预防的。预防措施包括：就业前做严格的体格检查，严格就业禁忌证，严禁有过敏体质及明显呼吸系统疾病者从事致喘物工作；做好在岗培训与宣传工作，树立防护意识；改造工艺，在致喘物生产过程严防致喘物外泄；加强工作场所通风，最大限度地降低工作场所致喘物浓度；定期对就业人员做好劳动保健，一旦发生哮喘，应及时调离工作岗位并进行治疗。

职业性哮喘病因明确后，除采用支气管哮喘一般治疗原则外，首先应脱离原工作岗位，不再接触原致喘物质。职业性哮喘患者脱离接触致喘物后，大多短期内症状即可缓解或消除。否则就应该进医院根据医生的意见合理用药。

职业性哮喘患者，如能早期发现，立即脱离原工作岗位，及时治疗，一般会好转或痊愈；但如继续接触致喘物，病情可能进一步恶化，反复发作可发展成慢性呼吸道阻塞，从而引发慢性呼吸道阻塞性疾病。

（四）调护

1. 辨证候，适调护

（1）辨证治疗：

1）肺虚证：可有语音低弱，短气懒言，容易感冒，稍动则出汗，受风寒后容易诱发哮喘，发作前喷嚏频作，鼻塞流清涕等症状。宜补肺固表，益气定喘，可服中成药玉屏风散调护。

2）脾虚证：可有食少，腹胀，大便稀或不成形等症状。宜补脾益气，或温中健脾，可服中成药六君子汤调护。

3）肾虚证：可有腰酸肢软，四肢凉怕冷，夜尿多，动则气短等症状。宜补肾纳气，可服中成药金匮肾气丸调护。

（2）食补：除在中医医生辨证指导下适当用药外，也可根据体质进行食补。

1）杏仁粥：杏仁 10 克、粳米 50 克、冰糖 10 克，加水适量共同煮成粥食用。有宣肺化痰、止咳平喘的作用。

2）百合粥：大米和百合分别用水浸泡 30 分钟，南瓜去皮切块，和大米、百合一起入锅煮，小火煮至大米熟烂即可。可润肺清燥止咳。

3）苏子粥：紫苏子 10 克、粳米 50 克，共煮粥。可有利膈消痰、降气平喘的作用。

4）核桃粥：核桃仁 10 克、肉苁蓉 30 克、粳米 100 克，将肉苁蓉放入锅中，煎煮 30 分钟，去药留汁液用；将核桃仁拍碎、粳米淘净放入药液中，煮至成粥即可。以温肺纳气平喘。

5）山药粥：红豆、薏苡仁、山药、燕麦片，红豆和薏米洗净入锅，中火加热至锅中水煮开，再煮 2~3 分钟，关火后焖 30 分钟；加入去皮切块的山药，切碎燕麦片煮至锅中水开后，再煮 2~3 分钟后，关火再焖 30

分钟即可。以补中益气，补肺肾。

（3）其他：敷贴法等外治法也可应用。可在中医专科医生的辨证指导下在三伏时节（初伏、中伏、末伏各1次）、三九时节（一九、二九、三九各1次）选穴贴敷。用白芥子、细辛、甘遂、元胡等研细末姜汁调匀，贴于腧穴，如肺俞穴、定喘穴等。敷贴的位置要正确，敷贴时间不宜过久，若敷贴处皮肤发痒，应禁抓挠，预防感染。治疗当日不宜以冷水洗澡、不能吃冷饮。

2. 调饮食，护肺脾　注意饮食调养，建立科学的饮食方法，哮喘患者饮食应保证足够的水分摄入，宜选择高蛋白、高维生素、清淡易消化食物，目的是增强人体的抗病能力。具体应做到"三要""三不要。""三要"：要丰富的蛋白质，以优质蛋白鱼、禽、蛋、瘦肉等为主；要足够的维生素，特别是维生素 A 和维生素 C；要有足够的饮水，使痰液稀释易于排出。"三不要"：不要进食辛辣油腻食物，防痰液黏稠而难以排出，加重感染；不要吃过冷、过热或生硬的食物；不要饮用咖啡、浓茶和可口可乐等刺激性饮料。

"脾为生痰之源，肺为贮痰之器"，哮喘可因肺气虚，脾失健运，痰浊内生。中医学有培土生金之说，可用饮食调护脾胃，饮食宜忌为食养的原则之一。

饮食要清淡少盐，营养丰富易消化，如新鲜果蔬、萝卜、刀豆、丝瓜、梨、柚子、核桃、蜂蜜等食品；宜食健脾益气、润肺补肾之品，如扁豆、山药、百合、紫菜、海参、银耳、鸡、蛋、瘦肉等。

饮食不宜过饱、过甜、过咸、过于油腻，不宜进烧烤、煎炸的食物，以防伤阴生火，损伤脾胃。食物过敏也是哮喘的诱发因素之一，不宜食海腥油腻易诱发哮喘的食物，不适宜进食具有刺激性的食物，在致敏食物中容易引起哮喘的有葱、蒜、芥菜、韭菜、酒、鱼、虾、蟹、牛肉、羊肉、胡椒等，此类食物往往带有一定的特殊气味。不宜饮用具有刺激性的饮料，如浓茶、咖啡、酒、可口可乐等。饮食亦不宜过于精细，应多食蔬菜，保持大便通畅。

3. 畅情志，好心态　中医学认为，情志发生异常改变时可直接影响脏腑气机，伤及内脏，导致机体气机郁结，久而化火，消灼脾胃，耗伤肺阴，诱发和加重哮喘。所以须注意精神的调护，平时注意心平气和，避免精神紧张，避免大喜大悲，过度的生气、兴奋、忧郁等都不利于健康。保持良好心境，防止受到外界刺激的侵害，建立和增强战胜疾病的信心，积极配合治疗，让疾病早日康复。

4. 顺四时，保整洁

（1）顺应四时：一部分患者可因受寒导致哮喘的发作，故四季寒温调护非常重要，应随四时气候变化，及时增减衣物。古人云："衣服厚薄欲得随时合度，是以暑时不可全薄，寒时不可极温……衣为汗湿，即时易之。"在春季应尽量少外出以减少与羽毛、花粉等过敏原的接触；夏季发病较少，但应注意室内卫生，勿过食生冷，避免空调冷风直接吹扇；秋季早晚温差大易受凉发病，应及时添减衣物，居室保持一定的湿度，常通风，多食水果；冬季干燥寒冷，鼻黏膜对冷空气高度敏感，要注意做好保暖防寒工作，可尝试耐寒训练，如冷水刷牙、洗脸、擦身等，但应注意勿受凉。总之，患者正气已伤，机体抗病能力差，不要再感受风寒邪气使病情加重。

（2）环境卫生：中医历来重视人与自然环境的和谐统一。居室环境应整齐、清洁、明净、通风。要保持室内空气清新和流通，随时调节居室内温湿度的变化（温度以 18～20 ℃为宜、相对湿度以 50%～60%为宜），室内无刺激性气味，定时打开门窗，流通空气，阳光充足，充分利用自然光线，让患者与日光接触，通过阳光紫外线的杀菌作用，可增强患者抵抗力。

环境中的过敏原是引起呼吸道反应的主要因素，呼吸道症状的发生情况与环境中过敏原的量密切相关。过敏体质的患者对于粉尘、花粉、螨虫、油漆、异味等更为敏感，故每日居室要清洁、通风，卧室中不宜使用地毯，宜使用棉制床上用品，不宜使用皮毛、丝棉、羽绒，避免使用鸭绒被，枕芯不宜使用木棉、蒲绒，床单、被褥及枕头要勤洗、勤晒，新装修的房屋应通风一段时间再入住。内衣裤最好也使用棉制品。家中最好不要养猫、狗及小鸟等宠物，不要在室内种养会致敏的花草。

5. 多锻炼，强体质　中医学认为，肺主气，司呼吸，肾主纳气，呼吸和肺肾两脏关系最为密切。身体的锻炼可以促进新陈代谢，改善呼吸功能，提高哮喘患者对温度及外环境变化的适应力。一些哮喘患者在运动后症状加重，对参加体育锻炼心有顾忌。要消除顾虑，选择适当的体育运动方式，循序渐进，渐渐增加运动量，如夏季可参加游泳，冬季可选择慢跑、体操、打球等运动，可每日安排 1 ~ 2 小时的室外运动，既呼吸新鲜空气，又锻炼身体的耐寒能力。

平时有必要进行肺功能的锻炼，如扩胸运动、吹气球、唱歌、大声阅读等。呼吸锻炼也是一种值得推荐的运动方式，开始时仰卧、闭嘴，采取较为慢而深的鼻吸气法，并力争上腹部最大限度地鼓起，然后口形呈吹口哨样缓慢呼气。慢慢适应后可改为坐位、前倾位或站立位，方法同上。开始每日做 2 次，每次 10 ~ 15 分钟，可逐渐增加次数和时间。

有学者认为平时可用干棉布、真丝布或双手摩擦全身皮肤，使肺部迷走神经的兴奋性转移到皮肤，从而缓解支气管痉挛。

二、农民的职业病

随着种植、养殖业规模的不断扩大，部分耕种环境的污染及生态恶化等，导致一些长期在存在污染和不符合卫生条件的环境下劳作的农民出现了"职业病"或是"准职业病"。危害农民身体健康的职业病大致包括长期不良的劳作环境引起的肺部疾病，长期喷洒农药引起的中毒伤害病，因为饲养猪、牛等禽畜导致的丹毒及长期劳作接触不同的物质引起皮肤病等。

（一）　常见疾病

1. **肺病**　农民的肺部疾病包括两类，发霉肺病和蘑菇肺病。发霉肺病主要是由于长期接触发霉的柴草、粮食和饲料等物料，反复吸入空气中的细菌而感染的过敏性肺炎。

蘑菇肺病则是由于长期在潮湿的地下室或密封的大棚内从事菇类等果蔬的栽培工作，因空气不流通吸入大量的真菌孢子而诱发的一种肺病。

两者发病表现主要有咳嗽、气短、胸闷、发热、全身无力，中期发热加重，咳嗽痰多，到晚期则有心悸、水肿，甚至肺组织纤维化等体征。因该病容易感染，故应及时救治，以免发生不良后果。

此外，长期在温度高、湿度大、空气流通性差的塑料大棚内种植瓜菜的农民朋友，还常出现呕恶、乏力、肢体酸楚、头胀痛等症状，舌苔厚腻。多为三焦湿热证，应以芳香化湿渗利为治疗。如可选用藿朴夏苓汤、藿香正气散、三仁汤、甘露消毒丹等。

2. **皮肤病**　农业生产劳动过程中由于接触各种有害因素可引起皮肤病。例如，皮肤长期浸水后角质层松软，屏障作用降低，导致水分进入表皮引起局部表皮肿胀、浸渍；劳动过程中长期机械性摩擦，引起皮肤表层的脱皮（角质层或表皮的部分剥脱），局部发生糜烂；因田水温度高会使皮肤浅层毛细血管扩张，加重皮损处水肿和渗出；因空气湿度大，皮肤不容易干燥，也可促发或加重皮肤病。治疗应在祛除病因后，及早去医院诊治，以局部外治为主。

3. **中毒伤害病**　主要是指因长期喷施农药、化肥而引起的慢性中毒。以呕恶、食呆、流涎、腹痛、腹泻、尿频、尿急、胸闷、发绀、舌淡苔白为主要症状者，多为湿郁气滞，应以化气利水立法，可选用藿香正气散类的成药。若以心悸、眩晕为主要症状，为防止中毒性心肌损害，应及早到医院检查治疗。

4. **虫类病**　包括螨虫类病和钩虫类病，均因感染病原微生物引起过敏性局部瘙痒。

（1）螨虫类病主要是指从事鸡鸭等养殖者，感染禽畜身上的微生物而引起皮肤过敏，瘙痒，或导致速发性哮喘，重者影响肺功能。

（2）钩虫类病为钩虫幼虫侵入人体皮肤引起病症，导致人体贫血。若以皮肤局部症状为主，可采用外治为主，如用一些中药为末外敷或醋浸外涂。若是全身性疾病则应做相关检查后尽早治疗。

5. 丹毒　农民在饲养猪、鸡、牛等牲畜时，常因感染牲畜身上的丹毒杆菌而发生一种急性传染病。常见手部和臀部的局部皮肤发红，状如涂丹，皮肤温度高，并有反复发热。治疗多采用抗生素抗感染治疗。祖国医学认为是因皮肤破损、感染毒气后造成湿热化火所致，多以凉血解毒、化湿清热为大法。

6. 药类白血病　农村白血病患者有 50% 左右是直接由积蓄性农药、化肥中毒所致的慢性粒细胞白血病，初起仅有疲乏、多汗、消瘦等隐性症状。应及时去医院做相关检查以明确诊断。

（二）　预防

预防疾病应加大宣传力度，通过多种形式宣传使农民了解各种农民职业病的症状、危害和防治要点，让得了病的农民早发现、早诊治。

定期开展农民健康的调查。此外，应尽快制定农业种植、养殖等农民易得职业病的行业规范和操作规程，对农民也来个上岗培训。

尽量使用高效低毒低残留农药，更新农药机械，减少农药中毒事故发生。在大棚里干活的农民朋友可使用护腰、护膝、劳动手套、防水的衣裤等，预防关节炎、腰椎病。对采摘等长时间保持弯腰或同一姿势的农活，可选择高低适合的小板凳，让农民尽可能坐在小板凳上干活，减轻劳动强度，降低腰背肌的负荷。

三、 装修工职业病

（一）　危害因素

在装修行业中，职业病不是单一的疾病，所以很难定义，可能有肺尘埃沉着病、苯中毒、噪声性聋和职业性眼病等。装修工人常接触粉尘、重金属、有机溶剂和噪声，这些因素都是职业病的病因。

装修工可分为木工、油（漆）工、电工、瓦工、涂料工和电焊工等。装修工人在施工过程中，常常需要长时间维持特定的姿势，劳动强度大，心理上要承受巨大的压力，故他们面临着心理紧张和过度疲劳等问题。

由于施工时间长，施工现场缺乏有效的劳动保护措施，工作场所通风较差，个体防护差，除少数工人偶尔戴普通手套外，无其他防护措施。很多施工人员为了方便直接在装修场所食宿，这更加重了有害因素对装修工人健康的危害。装修工人大多有烟酒嗜好，可以和工作环境中的有毒物质有协同作用，加重对健康的损害。

（二） 表现

常见病症主要是以神经衰弱、皮肤和上呼吸道刺激症状为主，如流泪、咳嗽、头晕、恶心、易疲劳、四肢无力、女性月经周期改变等。

装修工人因缺少必要的防护措施，直接用手接触装修材料可能导致皮肤红肿、皮肤干燥等皮损。

装修工人所处工作环境中含有各种较高浓度挥发性、刺激性气体，易出现头痛、头晕、眼部异物感、眼部疼痛、流泪、嗅觉异常、鼻咽部不适、咽痛等上呼吸道症状。故人们在装修时如出现鼻痒、打喷嚏、流涕、咽干等症状应考虑是否与装修材料有关，并观察脱离该环境后是否症状缓解或消失。

装修工作环境通风较差，高浓度的甲醛、苯及有害物质在体内蓄积，可出现咳嗽、气喘、紧迫感、恶心、呕吐等肺部和消化道症状。

装修工人被噪声污染是最难避免的，长期接触噪声可使体内肾上腺分泌增加，从而使血压上升。高噪声的工作环境会引起人的神经系统疾病，出现头痛、头晕、失眠、多梦、记忆力减退、心情烦躁等症状。

长期反复接触有毒有害物质可引起慢性中毒，其主要损害神经系统、造血系统。装修工人若长久接触到油漆和装饰胶中大量使用的苯系物（苯、甲苯、二甲苯）会损害造血功能，引发血液病，甚至致癌。可有头痛、失眠，血象发生异常改变的表现，最终可能导致再生障碍性贫血或白血病。

（三）　防治

1. 了解知识　尽量选用无毒或低毒的环保装修材料。确实需要使用的化学材料，要了解其成分、性能、危害和使用方法，以保证相应的防护和应急措施。不使用强毒又无法个人防护的材料。了解一些职业病防治基础知识和一些维护自身权益的法律知识，有条件的可参加职业病防治培训。

2. 少高温作业　尽量减少在温度高的季节装饰装修，因有害气体随温度的升高而释放量增加。

3. 保持通风　尽可能加强室内通风以降低空气有毒害物质的浓度。如果现场通风条件不好，涂装工人在涂装一段时间后应当在通风处休息一段时间。室内可种植一些植物（如吊兰）来吸收室内的有害气体。

4. 避免接触　应尽量避免皮肤和溶剂型涂料、呼吸道和挥发性气体等的接触。没有使用完毕的液体材料如油漆、涂料等必须加盖存放，以降低挥发量；涂装涂料时应采取必要的劳动保持措施，如穿紧身的工作服、戴手套、口罩和防护眼镜；进行打磨、地砖或瓷片切割时尽量用湿法操作，并戴防尘口罩，以避免涂料接触皮肤和有害气体直接进入呼吸系统。进行有噪声工作时要戴耳塞或者耳罩等。食宿脱离施工现场，并减少吸烟喝酒。

5. 及时清洁　涂装完毕后，应及时清理工具及残余材料，并封闭漆桶。溶剂桶上要加盖。擦拭涂料和溶剂的回丝、布应及时处理掉。下班后及时离开装修现场，饭前或下班后要用肥皂洗手、洗脸，并换下工作服，最好全身淋浴。

6. 定期体检　至少每年进行一次职业性健康体检，尤其是经常接触可疑放射性高的石材或含苯材料的人员应定期化验血常规。

7. 治疗　如因意外或挥发性毒物浓度超标等发生中毒事件，施工人员应立即离开现场，转移到空气新鲜处，脱去污染衣物，以清水清洗皮肤等，如病情不缓解或加重应迅速到医院治疗。